改訂版

食中毒学入門

予防のための正しい知識

本田武司 著

大阪大学出版会

はじめに

伝達されない情報、減らない食中毒……

　大学は各種情報の発信基地であるという使命をもちます。しかし、大学からでる情報の多くは大学人や専門家に向けたものであり、一般向けの情報はごく限られたものにすぎません。最近この反省もあり、開放講座など一般市民に向けた情報発信も試みられるようになってきましたが、まだまだ十分効果をあげているとはいえません。たとえば、食中毒の問題を考えてみますと、この問題がきわめて深刻であることに気付きます。わが国では、冷蔵庫などの文明の利器が広く生活に入りこみ、また社会衛生環境も大きな改善を見ましたし、食中毒についての学術的知見もたくさん蓄積してきました。しかし残念なことに、食中毒の発生件数はここ50年間まったく減少していないという深刻な現状があります。これは、大学などで得られた食中毒についてのさまざまな研究成果が、食中毒発生の現場である一般の人びとに情報伝達されていないのが大きな理由です。象牙の塔に閉じこめられた知識は、一般の人びとには何の役にも立たないことの好い例となるでしょう。

食中毒を"身近"なものに

　食中毒についてのやさしい書物がほとんどないことに改めて気付いた筆者は、食中毒の予防に役立つ正しい知識を一般の人々にも伝えなければならないと考え続けてきました。そのような中で、この本を一般書として書きはじめたのですが、筆者の力不足で教科書的な記述から離れられず、やっとのことで本書の内容にこぎ着けました。その意味で、必ずしも所期の目的を十分達したかというととくに一般の人びとに興味をもって読んでもらえるかどうかという点で自信がありません。それでもこの本は、旧来の専門書よりは、食

中毒をより"身近"にひきつけたのではないかと思っています。もっと"身近"な啓発書が必要な場合は、機会を改めて考えてみたいと思っています。いずれにしても、大学の出版会から"身近"な科学書が出版されることは、大学から一般への情報発信という点で意味を持つのではないかと考えています。

この本の特徴

　この本は6章に分けて解説してあります。一応順を追って読むとわかりやすいのは他書と同じですが、自分の興味のある章から読んでもらっても、ある程度まとまって理解できるように心がけて書いたつもりです。この本の初版のいま一つの特徴は、単に法律でいう食中毒に限らず、食中毒と同じような発病様式をとる食水媒介性法定伝染病も取り上げ（4章）、解説した点です。その理由は、食中毒も食水媒介性法定伝染病も水や食品を介して発病するということを考えると、これらを区別して考える方が不自然だからです。この素朴な疑問に答えるかのように、厚生労働省は腸管系病原菌（食・水媒介性法定伝染病）を食中毒の原因として取り扱う旨の方針に変更しました（1999年）。したがって、第4章は第2あるいは3章に移行するべきですが、こうした経緯を理解して頂くために改訂版ではあえて第4章を書き換えて残しました。もう一つのこの本の特徴は、食中毒の背景にある食糧問題や地球環境問題にも触れていることです（5章）。食中毒の予防のためには、小は家庭の台所から、大は地球全体をも考えなければならないことを訴えたかったのです。

　1995年に初版を完成するにあたり、多くの人たちの手を煩わせました。とくにこの本の出版を根気よく応援して下さった大阪大学出版会の中津雅夫元編集長と山口秀也氏、また原稿を主婦の立場からまた専門家の立場から通読し貴重な意見を下さった余明順博士、原稿の整理に苦労してもらった吉村美恵子さん、さらには若い感覚でイラストを描いて下さった今西美智枝さんらのご協力に感謝します。

はじめに

　幸いにして初版は好評を得てきましたが、食中毒をめぐる状況は大きく変化し、この度改訂のはこびとなりました。この作業に大阪大学出版会の栗原佐智子さんに大きな支援を受けました。ここに記してお礼を申しあげます。

　栄養学や食品衛生を学ぶ学生、病院・保健所や学校給食など現場の方がたはもとより、一般の方がたにも本書が広く受け入れられることを願っています。その結果、この本が食中毒を減少させることに少しでも寄与できれば、著者の望外の喜びであります。

2012 年夏

本　田　武　司

目　次

はじめに i

1章　食中毒入門 1

1. いま、なぜ食中毒が問題となるか 1
   　　減少しない食中毒… 1 ／食中毒が減少しない理由… 2

2. 食中毒の定義 4
   　　食中毒の定義と原因… 4 ／食中毒の発生状況… 5

3. 食中毒に関するわが国の法律 8
   　　食品衛生法の成立… 8 ／食品衛生法の要点… 9

4. 食中毒の臨床 10
   　　下痢とは ── 10 リットルを超える水分のゆくえ… 10 ／血便とは
   　　… 11 ／細菌性食中毒の臨床… 11 ／細菌がつくる毒素で起こる食
   　　中毒… 14 ／ボツリヌス食中毒の神経麻痺症状… 16 ／動物性自然
   　　毒の王者 ── フグ毒… 17 ／貝毒による食中毒… 18 ／植物性自然
   　　毒の王者 ── キノコ中毒… 18 ／化学物質による食中毒… 20

5. 細菌性食中毒、感染性胃腸炎、食品・水媒介性腸管感染症 20

2章　事例に学ぶ食中毒 25

1. 自然毒食中毒 ── 繰り返される人類の悲劇 25
   　　大阪で発生したフグ中毒事例… 26 ／フグ毒の本態テトロドトキシ
   　　ン… 26 ／フグ毒は神経毒… 28 ／フグ毒の由来 ── タコ、カエル、
   　　イモリも持つテトロドトキシン… 29 ／貝毒にも注意… 31

2. ボツリヌス食中毒 ── 真空パック商品の落とし穴 32

　　　　ボツリヌス食中毒 —— カラシレンコン事件…32／ボツリヌス毒素
　　　　—— 地球上最強の毒素…33／ボツリヌス毒素は神経毒である…
　　　　34／ボツリヌス菌の棲み家…35／カラシレンコン事件の教訓…
　　　　36／誤診されやすいボツリヌス食中毒…37／食中毒以外のボツ
　　　　リヌス症…37

3．ブドウ球菌食中毒 —— 煮沸に耐える毒素 ……………………………… 38
　　　　黄色ブドウ球菌食中毒事例…39／手指のブドウ球菌汚染が危ない
　　　　…41／加熱直後に食べてもブドウ球菌食中毒は発生する…42／
　　　　ブドウ球菌食中毒では嘔吐が激しい…43／ブドウ球菌食中毒の臨
　　　　床…43

4．サルモネラ食中毒 —— いま卵が危ない？ ……………………………… 44
　　　　サルモネラ食中毒事例…45／サルモネラ食中毒の世界的流行…
　　　　46／わが国でも急増するサルモネラ・エンテリティディス…47
　　　　／鶏卵のサルモネラ汚染が原因か…47／サルモネラ・エンテリ
　　　　ティディスはニワトリ卵管・卵巣に感染する…48／ペットにも要注
　　　　意：予防のために…49／臨床症状と治療…50

5．腸炎ビブリオ —— わが国で誕生した食中毒 …………………………… 51
　　　　大阪で発生したシラス干し食中毒事件 —— 腸炎ビブリオの誕生…
　　　　51／世界中で病気を起こす腸炎ビブリオ…52／海に住む腸炎ビ
　　　　ブリオ…53／腸炎ビブリオはどのようにして病気を起こすか？…
　　　　54／腸炎ビブリオ食中毒は予防できるか…56

6．ナグビブリオ —— コレラ菌の兄弟 ……………………………………… 57
　　　　菌名の由来…57／ナグビブリオによる食中毒事例…58／多彩な
　　　　ナグビブリオ食中毒症状…59／河口に棲息するナグビブリオ…
　　　　60

7．腸管出血性大腸菌
　　　　—— 先進国に多い新型食中毒、病原大腸菌 O157 ……………… 61
　　　　腸管出血性大腸菌食中毒はハンバーガーではじまった…62／わが
　　　　国で死者を出した腸管出血性大腸菌食中毒事例 —— 埼玉県 S 幼稚
　　　　園における事例 ——…62／特異なベロ毒素…64／恐い溶血性尿
　　　　毒症症候群（HUS）の併発…66／腸管出血性大腸菌はどこから
　　　　くるか…67

目　　次

8．毒素原性大腸菌 —— 海外旅行者下痢症の主役 ………………… 67
　　毒素原性大腸菌による食中毒事例…68／旅行者下痢症の主役…69／LTとST：2種類のエンテロトキシン…70／定着因子も重要な病原因子…71

9．プレシオモナス・シゲロイデス —— 顔を出した新型の食中毒原因菌 … 72
　　プレシオモナス・シゲロイデス食中毒事例…72／淡水魚と旅行者下痢症…74

3章　食中毒発生のメカニズム …………………………………… 75

1．化学毒による食中毒 …………………………………………… 75

2．自然毒による食中毒 …………………………………………… 77
　　動物性自然毒食中毒…78／植物性自然毒食中毒…79

3．微生物による食中毒 …………………………………………… 81
　　食品の微生物汚染はいかにして起こるか…82／われわれの体の食中毒防御機構…85／細菌性食中毒はどのようにして起こるか…87／"毒素型"食中毒原因菌による食中毒…88／"感染侵入型"菌による食中毒…90／"感染毒素型"菌による食中毒…92

4．ウイルス、寄生虫・原虫による食中毒 ……………………… 95
　　ウイルスによる"食中毒"…95／原虫よる"食中毒"…97／寄生虫疾患…98

4章　食水媒介性腸管感染症 —— 食中毒と3類感染症 ………… 101

1．食中毒と3類感染症 …………………………………………… 101

2．コレラ —— 下痢疾患の王者 …………………………………… 103
　　ビブリオ属菌とコレラ菌…103／事例にみるコレラ集団発生…104／コレラの散発事例…106／コレラ菌とは…107／コレラ毒素は最強のエンテロトキシン…110／コレラの発症機構と臨床…111

3．腸チフス・パラチフス ………………………………………… 113

増加するチフス症… 113 ／腸チフス菌とパラチフスA菌… 114 ／チフス症とはどんな病気か… 115

4．赤　痢 …………………………………………………………………… 117
2種類の病原体と2種類の病態——紛らわしい赤痢… 117 ／志賀潔博士が発見した赤痢菌… 118 ／赤痢菌の武器は細胞侵入能力… 118 ／疫痢とは… 119

5章　国際化社会と腸管感染症 …………………………………………… 121

1．国際化社会に伴う食水媒介性腸管感染症の変貌 …………………… 122
食料輸入超大国、日本… 122 ／海外旅行ブームの落とし穴… 122

2．旅行者下痢症の諸問題 ………………………………………………… 124
旅行者下痢症の実態… 124 ／混合感染事例の多い旅行者下痢症… 126

3．輸入感染症と検疫 ……………………………………………………… 127
検疫の始まり… 127 ／輸入感染症と検疫伝染病… 127

4．輸入食品の実態と食中毒 ……………………………………………… 129
わが国の輸入食品の実態… 129 ／輸入食品は安全か？… 131 ／輸入食品の微生物汚染… 132

5．地球環境問題と感染症 ………………………………………………… 133
リオ宣言… 133 ／地球環境問題とは… 133 ／なぜ感染症は増えるか… 135 ／人類は大腸菌をこえられるか… 136

6章　食中毒予防のための10問10答 …………………………………… 139

Q1　食品の微生物汚染について教えて下さい。 ……………………… 140

Q2　食品の保存法（冷蔵庫、ビン詰、缶詰、真空パック）の安全性について教えて下さい。 ……………………………… 142

Q3　フキンやまな板の安全な取り扱い方を教えて下さい。 ………… 146

Q4　手指の微生物汚染について教えて下さい。 ……………………… 147

Q5　二次汚染による食中毒とはどういうことですか？ ……………… 149

Q6　海外旅行中の食中毒（旅行者下痢症）の
　　予防法について教えて下さい。 ……………………………………… 150

Q7　同じ食事をしながら食中毒にかかる人と
　　かからない人がいるのはどうしてですか？ ……………………… 153

Q8　電子レンジにかけると菌は死にますか？
　　また、凍結すればどうでしょうか？ ……………………………… 155

Q9　食中毒で死ぬ例はありますか？
　　──ビブリオ・バルニフィクスとリステリアにも注意！ ……… 156

Q10　食中毒にかかった場合、とりあえず
　　どうすればよいでしょうか？ ……………………………………… 159

参考文献 ……………………………………………………………………… 163

索　　引 ……………………………………………………………………… 164

1章　食中毒入門

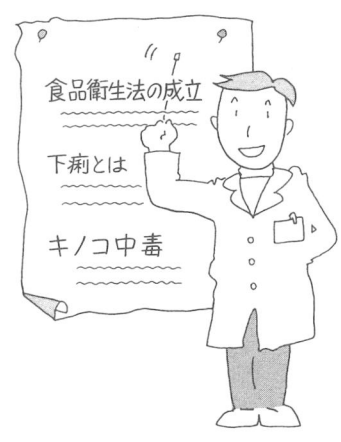

1．いま、なぜ食中毒が問題となるか

減少しない食中毒

　われわれの生活をながめてみると、冷暖房器や冷蔵庫など種々の文明の利器に囲まれ、快適で衛生的な生活を送っている。とくにソマリアやルワンダなどの発展途上国の惨状をテレビで見ると、その印象がますます強い。確かに、第二次世界大戦後のわが国の復興には目をみはるものがある。しかし、いったん食中毒に目をやると意外な事実に気づく。

　図1.1は厚生省から発表される食中毒の発生件数を年次別に示したものである。事件数は減少傾向を示すものの、驚くことに、公式に食中毒統計が発表された昭和27年（1952）以降現在にいたるまでの約半世紀、食中毒患者総数はほとんど減少していないのである。患者数が変化せずに事件数が減少していることから、一事件当たりの患者数が増加していることがわかる。大量

1章 食中毒入門

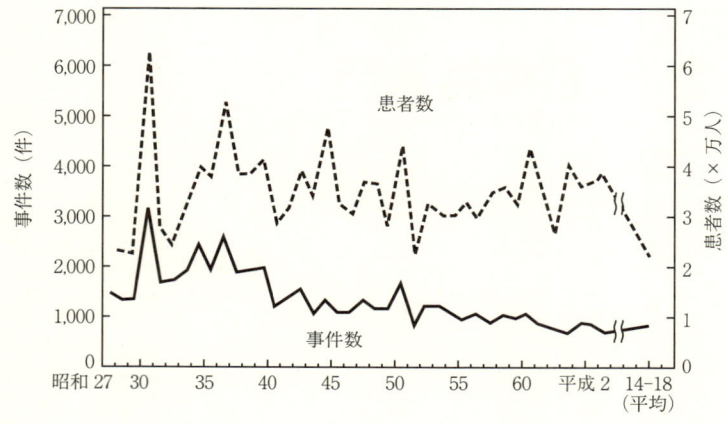

図1.1　食中毒事件数および患者数の年次推移

消費化に連動した大型集団発生が増えつつあるためであろう。これらの多くの事例は、弁当などを供給能力を超えてメーカーが受注し、早くから準備をするためにつくり置きの時間が長くなり、微生物の増殖をきたし、食中毒事故につながっていることが多い。

　いずれにしても、人は生きるために"食べる"ことが当然必要で、安全な食品を確保することは最も基本的な人類の生存条件といえる。人類が地球上で生存し続ける限り、毎日毎日この状況が続くわけであり、食中毒が減少しないことは深刻な問題ととらえる必要がある。"食の安全"が言われるゆえんである。

　経済大国に成長したわが国では、現在確かに食生活が豊かになり、グルメブームを享受している。しかし、豊かな食品が安全であると錯覚していないであろうか？

食中毒が減少しない理由

　ではなぜ食中毒の発生が減少しないのであろうか、少し考えてみよう。資源の乏しいわが国の生き残る道として技術立国を選択してそれなりの大きな

成功をおさめて来たが、わが国で消費する食糧（エネルギー換算）の60%を輸入に頼っている。わが国は、工業品などの輸出大国であると共に"食料輸入大国"でもある。TPP（環太平洋パートナーシップ協定）にわが国が加わると、関税をかけることで何とか持ちこたえて来た農業や漁業が衰退し、我が国の食糧自給率はさらに下がると危惧する意見もある。それでも今、われわれはいわゆるグルメブームの中できわめて豊かな多国籍料理を享受している。

しかし、その代価として、わが国ではすでにいったん駆逐されたような病原菌が輸入食品と共に再び顔をみせ、これが食中毒をいっこうに減少させない理由の一つとなっている。この輸入食品の増大に伴って食中毒原因菌が多様化するという新しい問題をかかえることにもなった。

さらに、輸入食品のみならず、年間1,000万人を超す日本人海外旅行者（国交庁の資料によると、最近では年間1500から1600万人）、さらには300万人（最近では年600〜800万人、ここ10年で約1.5倍増えている）を超える外国人旅行者（あるいは労働者）の入国もあり、これらの"人"も運搬者となって、わが国にとっては新奇な食中毒原因菌をもち込む例も増えてきて、食中毒制圧対策にとって新たな課題を提起している。

また、国内的に、たとえば便利なサラダ用カット野菜が出まわるなど新しい食品流通様式が次つぎ出現しているが、一方で、それらの微生物（大腸菌）汚染の危険が指摘（図1.2）され、新しいタイプの食中毒発生要因となってきている。

また、各種イベントの大型化に伴い、処理能力を超えた量の弁当を受注する機会が増え、多人数を巻き込んだ大型食中毒を発生させるといった事例も相変わらず繰り返されている。また、食品の流通網が拡大し、Diffuse outbreak（広域集団発生）例が増える傾向にある。近年は一事例当たりの患者数が増加の傾向にあることは図1.1にみたとおりである。さらに家庭内でも、暖房の普及で、冬場だからと過信して食品を扱った（室内に放置した）結果、以前では考えられなかったような冬季の食中毒事例も見られるようになっている。このようなことを考えると、食の安全・安心を確保するのは簡単ではない。

1章　食中毒入門

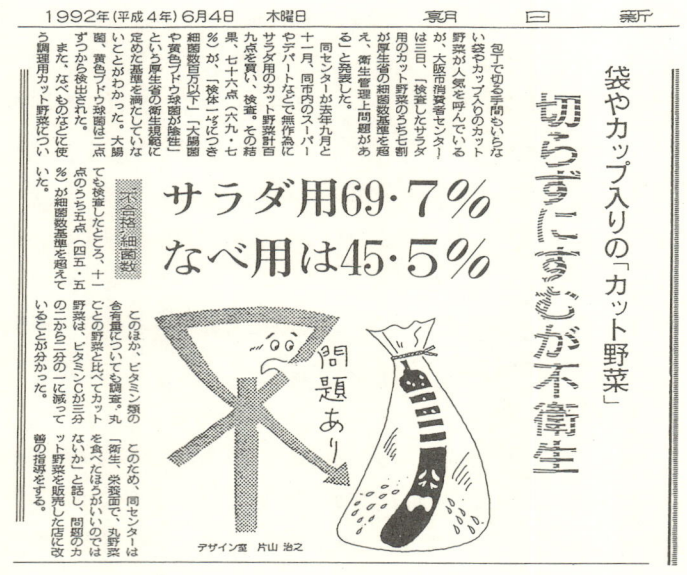

図1.2　カット野菜の不衛生性を伝える新聞（1992年6月4日付、朝日新聞）

　このように近年の食中毒の発生にはさまざまな要因が複雑に重なり、いわば"複合汚染"的な発生が起こっている。食中毒の心配のない安全な食品の確保には、"食中毒に関する正しい知識"からの再出発が必要で、この本の目的もまさにその点にある。

2．食中毒の定義

食中毒の定義と原因

　ところで、食中毒という言葉を定義すればどうなるであろうか？
　一般的には「飲食することにより起こる急性胃腸炎（腹痛・下痢・嘔吐など）」と理解されている人が多い。実際にはほぼこれで当たっているわけであるが、のちに述べるように、ボツリヌス中毒のように腹痛・下痢などの消化

器症状を欠き、神経麻痺症状が主要症状となるような例もあるので、注意が必要である。

わが国でいう食中毒を正確に行政用語として定義すると「食品、添加物、器具もしくは容器包装に起因する健康障害」（食品衛生法第27条）となる。ただし、単独で発生した場合（いわゆる散発事例）はふつう食中毒としてはとらえず、2人以上の集団で発症した場合を食中毒としてとらえているのが実状である。ただし、原因が食品や水であることが明らかな場合は、1人であっても食中毒として扱う。

さて、具体的に食中毒の原因を考えてみると、①微生物（細菌、ウイルス、原虫、真菌）が食品に混入して起こることはよく知られているが、②フグ（毒）やトリカブト、毒キノコなどの動物性および植物性の"自然毒"による食中毒もあり、さらに③メタノール、ヒ素、シアン化合物などの"化学物質"による食中毒もある。これらが食中毒の三大原因といわれるものである。

わが国の厚生労働省でもこの三者につき食中毒の監視を続けており、これらの原因別の食中毒発生状況が毎年発表されている。

ところで、わが国でいう細菌性食中毒の原因菌として指定されている主要な菌は後述するように10数種（生物型を含む）ある。しかし、食中毒と同じように食品や水によって媒介されることが明らかな赤痢、チフス、コレラなどの原因微生物は最近まで食中毒原因菌としての指定を受けていなかった。これらはヒトからヒトへの伝染力が強く、病気も重くなることが多く食中毒とは異なる取り扱い（旧法定伝染病）を受けていたが、次第にこれらを別扱いする医学的根拠が無くなり、これらの菌も食中毒原因菌としての取り扱いを受けることとなった（4章参照）。

食中毒の発生状況

ここで具体的な食中毒の発生状況を2002～2006年の5年間のデータで見てみよう（表1.1）。この間でも相変わらず1年間に約3万人の食中毒患者が出ているのが分かる。表には原因が特定できた事例のみ集計しているので、特

定できなかった事例を含めると食中毒の総数はもっと多くなる。この原因物質が特定できない食中毒事例が現在も5%程度あるのも、食中毒制圧が困難な理由の1つである。まだ知られていない食中毒原因物質が存在するのかも知れない。

表1.1 病因物質別食中毒発生状況（2002～2006年）

病因物質		事件数	%	患者数	%	1事件あたりの患者数	死者数	%
病因物質判明総数		7,796	100.0	144,080	100.0	18.5	42	100.0
細菌	細菌総数	5,478	70.3	73,506	51.0	13.4	17	40.5
	■サルモネラ菌	1,308	16.8	21,891	15.2	16.7	6	14.3
	△ブドウ球菌	310	4.0	7,125	4.9	23.0	0	
	△ボツリヌス菌	1	0.0	1	0.0	1.0	0	
	○腸炎ビブリオ	726	9.3	10,366	7.2	14.3	0	
	○腸管出血性大腸菌(VT産生)	91	1.2	811	0.6	8.9	10	23.8
	その他の病原大腸菌	190	2.4	6,248	4.3	32.9	0	
	○ウエルシュ菌	161	2.1	12,142	8.4	75.4	1	2.4
	△セレウス菌	78	1.0	1,069	0.7	13.7	0	
	○エルシニア・エンテロコリチカ	9	0.1	48	0.0	5.3	0	
	■カンピロバクター・ジェジュニ/コリ	2,557	32.8	13,015	9.0	5.1	0	
	○ナグビブリオ	4	0.1	32	0.0	8.0	0	
	○コレラ菌	2	0.0	10	0.0	5.0	0	
	■赤痢菌	5	0.1	70	0.0	14.0	0	
	■チフス菌	0		0			0	
	■パラチフスA菌	0		0			0	
	その他の細菌	36	0.5	678	0.5	18.8	0	
ウイルス	ウイルス総数	1,607	20.6	67,646	47.0	42.1	0	
	ノロウイルス(小型球形ウイルス)*	1,596	20.5	67,444	46.8	42.3	0	
	その他のウイルス	11	0.1	202	0.1	18.4	0	
化学物質		58	0.7	954	0.7	16.4	0	
自然毒	自然毒総数	630	8.1	1,909	1.3	3.0	25	59.5
	植物性自然毒	407	5.2	1,539	1.1	3.8	11	26.2
	動物性自然毒	223	2.9	370	0.3	1.7	14	33.3
その他		23	0.3	65	0.0	2.8	0	

（厚生労働省食中毒統計を改変）　　　　　　△生体外毒素型、○感染毒素型、■感染侵入型

食中毒原因が判明した事例でみると、近年検出法が普及しだしたノロウイルスによるものが事件数で全食中毒事例の20%、患者数では実に50%近くを占め、ウイルス性食中毒の多さが目立つ。細菌性食中毒では、相変わらずサルモネラ属菌が多く（事件数で16.8%、患者数で15.2%）、次いでカンピロバクター（32.8%、9.0%）、腸炎ビブリオ（9.3%、7.2%）、ウエルシュ菌（2.1%、8.4%）などが多い。腸管出血性大腸菌食中毒は1%程度である。また、相変わらず自己流の知識で植物や魚介類を食べ自然毒による食中毒で死亡する事故が多く、全食中毒死の半数以上を占めている。

次に食中毒の月別の発生状況をみてみよう（図1.3）。細菌性食中毒は暑い夏季をピークに発生しているのは予想どおりである。しかし、最近、この夏季に集中する傾向はしだいに薄れてきていることも述べておきたい。

その理由の一つは、海外旅行中に感染して帰国後発症する食中毒例が増えてきたことで、これは当然わが国の季節とは関係なく発生する。

いま一つの理由は、おそらく、暖房の普及や手軽な加工済み惣菜食品などの普及で、注意をおこたりやすい冬季にも細菌性食中毒が発生する例が増え

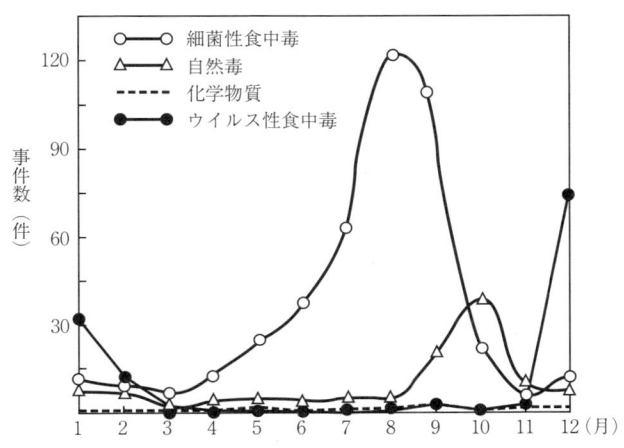

図1.3　月別食中毒発生状況（「国民衛生の動向」を改変作図）

てきたことである。真夏時には食中毒の発生の危険があることは広く常識化しているが、5-6月、9-10月頃は日により寒暖の差が大きく、また真夏ではないというわけでついつい気を抜くことが多く、細菌にとっては食中毒をひき起こす好機となりやすいので、この点も注意すべきである。

　細菌性食中毒に対し、自然毒による食中毒は、フグや毒キノコなどを思い浮かべればわかるように、秋に多い（図1.4）。一方、化学毒による食中毒は、季節にあまり影響されずに発生しているのが特徴といえるであろう。

3．食中毒に関するわが国の法律

食品衛生法の成立

　わが国では、早くから食中毒対策に行政的にとり組んできた。わが国の食品衛生に関する最初の法規の制定は明治11年（1878）にさかのぼる。それは「アニリン　ソノ他鉱物性ノ絵具染料ヲ以テ食物ニ着色スルモノノ取締」で、いまでいう化学毒に関するものであった。

　戦後、わが国は新しい憲法を制定し、その中で、わが国の「生存権の保障」をうたった憲法第25条には、「すべての国民は、健康で文化的な最低限度の生活を営む権利を有する」「国は、すべての生活部面について、社会福祉、社会保障及び公衆衛生の向上及び増進に努めなくてはならない」と規定されている。

　これを受けて現在の食中毒予防に関する法的骨格が成立した。それが昭和22年（1947）に制定された「食品衛生法」であり、これは「飲食に起因する衛生上の危害の発生を防止し、公衆衛生の向上および増進に寄与する」ことを目的としたものである。本法でいわれる飲食とは、単に飲食物そのものを意味するのみならず、飲食に関係する食器、容器包装器材、ビンやカン、乳幼児が口にする可能性のあるおもちゃまで含んだ広義なものである。

　その後、輸入黄変米事件（ペニシリウム属のカビが産生した毒素によって発生した食中毒、昭和26年）、水俣病（有機水銀中毒事件、昭和28年）、森永ドライ

ミルク事件（ヒ素の混入による事件、昭和30年）、イタイイタイ病（カドミウム中毒事件、昭和30年）、カネミ油症事件（PCB混入による中毒事件、昭和43年）などを契機に、昭和22年に制定された食品衛生法は次つぎと改正され、国民（消費者）に安心で安全な食品を提供できる仕組みをつくり、食品による事故（食中毒）から守るための努力が続いている。

食品衛生法の要点

　食品衛生法を見てみると、まず以下の4項目に該当する食品または添加物の販売、採取、輸入、加工、調理、陳列をしてはならない（不衛生食品等の販売等の禁止）としている。①腐敗し、もしくは変敗したもの、または未熟であるもの。②有毒な、もしくは有害な物質が含まれ、もしくは付着し、またはこれらの疑いがあるもの。③病原微生物により汚染され、またはその疑いがあり、人の健康を害する恐れがあるもの。④不潔、異物の混入または添加その他の事由により、人の健康を害うおそれのあるもの。

　また、病気に罹患している獣畜またはヘイ死した獣畜の肉、骨、乳、臓器および血液は食品として使用してはならないことも決められている。しかし、炭疽という病気が疑われた病牛の肉が不正に市場に出された事件があり、筆者らが炭疽菌の有無の調査を依頼されたことがあった。幸いにして炭疽の可能性は否定されたが、もし炭疽であった場合はヒトに感染が広がり高率で死亡させる可能性があった。畜産業者にとっては牛1頭の商品価値を失うことは大きな経済的被害となるので、この種の事件は今後も発生する可能性があり厳重な監視が必要であろう。

　このような「禁止規定」のほかに、食品衛生法では、添加物に関する規定、器具および容器包装に関する規定、また表示規定、検査制度などが定められている。

　また、各食品営業施設（レストランなど）については食品衛生監視員による監視指導を行うことも定められており、食中毒発生の防止という食品衛生法の目的を達成する上で効果をあげている。さらに、飲食店のうちとくに弁当

屋および仕出し屋、ならびに集団給食施設では、万一のために-20℃以下で2週間以上検食（検査用の見本食）を保存する義務が定められており、いったん発生すれば食中毒の原因追求が直ちに実施できるよう指導されている。

4．食中毒の臨床

次に、食中毒でどのような症状が出るのか、何が特徴かなど、いわゆる食中毒の臨床について解説しておこう。

食中毒の主要症状はいうまでもなく腹痛、下痢、吐き気、嘔吐など消化器症状である。しかし、一口にたとえば下痢といっても血便、水様性下痢便、粘液便などその内容にはかなりバラエティに富んだものがある。これらの便性状はある程度食中毒の原因（微生物の種類）と関係することがわかっているので、便性状の把握は臨床診断上有用な情報となる。

しかし、食中毒の臨床を考えるうえで、重要でありながら見落としやすい徴候は、消化器外症状である。発熱、脱水症状、低血圧（ショック）というような全身症状、さらに麻痺症状（神経系症状）の有無などは、診断や治療方針を立てるうえできわめて重要な所見である。

下痢とは ── 10リットルを超える水分のゆくえ

私たちは、1日にお茶などの飲料として約1.5リットル、食品中に含まれる水分として約1リットルを摂取している。消化器全体の水の動きを考えると、この飲食物として経口摂取される計2.5リットルの水分とは別に、唾液や胃液や膵液として分泌される消化液が実に1日約8リットルも消化管に分泌されている。したがって、私たちの消化管を通過する水分は1日10リットルを超えることになる。

この計算でゆくとヒトは全員激しい下痢になることになるが、実際は200-300グラムの固形便（半分、つまり約150ミリリットルが水分）の排出にコントロールされている。では、10リットルの水はどこに消えるのか？　それは、

この大部分が下部消化管から再吸収されているからである。現代風にいえば、体内で水分がリサイクリングされているわけで、人体の巧みさに改めて驚く。

ところが、いったん食中毒になると、この水分の腸管からの再吸収が障害されたり、逆に腸管からの水分の異常な分泌亢進がひき起こされたりして、下痢となるのである。食中毒の原因によって程度がさまざまなので、糞便中の水分量が異なってきて、軟便、泥状便、水様性下痢便などのいろんな下痢が起こるわけである。

血便とは

動物という生物の一つの特徴は、消化管をもちこの器官で栄養を摂ることである。細胞の層が重なってできている皮膚からの栄養の吸収はないか、あってもきわめて微量である。一方、腸管の内腔壁は腸管上皮細胞という細胞で単層（1枚の細胞シート）におおわれているにすぎない。これは栄養の吸収を本務とする腸管にとってはやむを得ない構造である。この腸管上皮細胞は栄養を吸収するという役割と共に体中を廻っている血液などが腸管内にもれないようにする重責もになっている。

しかし、予想されるように単層の細胞から成る腸管粘膜は、多層の細胞から成る皮膚などに比べてたいへん弱いので、食中毒原因菌の標的となりやすく、腸管粘膜上皮細胞が破壊されることがある。このような状況になると、血液が腸管内にもれ出るために、便に血液が混入し血便となるわけである。

程度により顕微鏡下（あるいは特殊な検査試薬）でしか見られない潜血状血便から、肉眼でもわかる肉眼的血便まで食中毒時には種々な血便が見られる。後に述べる腸管出血性大腸菌による食中毒がはじめて1983年に報告された論文には"All blood and no stool"（便は血液そのもので、糞便成分はまったくない）と記載されており、肉眼的血便の代表的な例である。

細菌性食中毒の臨床

食中毒の原因となる主要な細菌（食中毒原因菌）として現在15菌種（生物

1章　食中毒入門

表1.2　主な食中毒原因菌の種類と臨床上の特徴

発症メカニズムによる分類		菌の種類	潜伏期	主な臨床症状
毒素型	毒素型（生体外毒素型）	黄色ブドウ球菌	約3時間	嘔吐＞下痢、腹痛
		ボツリヌス菌	10-40時間	複視→発声・嚥下障害→呼吸障害→死亡
感染型	感染侵入型	侵入性大腸菌	10-72時間	下痢（粘血便）、発熱＞腹痛
		サルモネラ属菌	10-72時間	発熱、粘血便＞腹痛
		カンピロバクター	2-4日	下痢、発熱（小児に多い）
	感染毒素型（生体内毒素型）	腸炎ビブリオ	5-20時間	下痢、腹痛＞発熱
		ウエルシュ菌／セレウス菌	10-20時間	下痢、腹痛（軽症例が多い）
		下痢原性大腸菌（ETEC、EHEC、EPEC、EAggEC）*	10-20時間	ETECで水様性下痢、EHECで血便が特徴的、他は非特異的な消化器症状
		ナグビブリオ／ビブリオ・ミミカス	10-20時間	水様性下痢から粘血便まで多様（発熱は少ない）

＊表2.6参照

型を含む）が知られており、その名称を専門家でも一気に挙げられないほどである。したがってここでは、わが国で頻度の高いもの、臨床上特徴のあるものをとりあげ、他は表1.2にまとめるにとどめる。

わが国の食中毒原因菌の中で発生頻度から数えてベスト（ワースト？）3を挙げると、かつては腸炎ビブリオ、ブドウ球菌、サルモネラ属菌などであった。最近の発生数をみるとサルモネラ属菌は相変わらず多いが、最近ではウエルシュ菌とカンピロバクター属菌による食中毒が増え、2、3位となっている（表1.1）。これら発生頻度が高いものの臨床症状を眺めてみる。

このうち腸炎ビブリオは昭和25年（1950）の「シラス食中毒事件」（2.5節参照）を契機にわが国で発見されて以来、ほとんど常に第一位を占めてきた重要な食中毒原因菌である。発生事例の多くは7-9月の夏季に集中する。腸炎ビブリオはもともと海に住む細菌であるので、汚染魚介類が原因食品となることが多い。摂食から発症までの潜伏期は10-20時間である。症状は、下痢（水様性下痢が多いが、粘血便も約40％の例で見られる）、腹痛、発熱、嘔吐などの急性胃腸症状が主である。この点は他の食中毒原因菌による場合と類

似する点が多く、鑑別診断は困難である。

　腸炎ビブリオ食中毒で最も問題となるのは、この菌の産生する耐熱性溶血毒（TDH/TRH）とよばれる毒素が心臓毒性（心臓の拍動を止める）作用を有する点である。腸炎ビブリオ食中毒事例で実際に心臓の異常を示す心電図変化（図1.4）が見られることがある。本菌の産生する特殊な毒素（TDH/TRH）が、動物（マウス、ラット）に強い心臓毒性を示すことが分かっており、この毒素の影響が疑われている。なお、本菌の下痢は、この菌の持つ3型分泌装置により標的細胞に注入されるエフェクター（後述）による可能性が高い。したがって、たかが"食あたり"ぐらいと安易に考えると命を落しかねない。

　サルモネラ属菌（細菌の分類学上の階級は大きなものから界→門→目→科→属→種と細分化される。食中毒をひき起こすサルモネラの種は多数あるので、ふつうサルモネラ属菌と総称される。ただし最近、サルモネラ・エンテリカという1菌種のみにまとめる考えもある）は、主として動物の肉やミルク、卵などに付着した菌が原因となり、潜伏期1-2日で発症する。腹痛、嘔吐、下痢、発熱などが主要症状であり、小児では血便の頻度が高い。サルモネラの一つの特徴は、菌自体が体内深く侵入し、菌血症、骨髄炎、髄膜炎などをひき起こす点である。これらの合併症は重篤な病態に陥りやすいので、注意が必要である。

　カンピロバクター・ジェジュニは典型的な人獣共通感染症の1つである。乳幼児に多いが、成人も感染する。感染源は、生牛乳や鶏肉汚染であることが多い。本菌は組織・細胞内へ侵入することで病気を引き起こすと考えられているが、侵入機構などは十分分かっていない。比較的少量の菌数で感染する可能性も指摘されている。発熱、腹痛、下痢などで発症するが、臨床的にサルモネラ症など類似疾患との鑑別診断は困難である。まれに病後ギラン・バレー症候群といわれる末梢神経麻痺を発症することがあるので、注意したい。

　Clostridium perfringens（いわゆるウェルシュ菌）の一部の菌株はエンテロトキシンを産生して食中毒の原因となる。多量に調理した食品、特に肉料理、スープ、シチューなど加熱調理後の放置時間が長くなると、加熱に耐えた本菌の芽胞が発芽し、菌の増殖が起こるためである。症状は比較的軽く一過性

の下痢で済むことが多い。

細菌がつくる毒素で起こる食中毒

　細菌性食中毒は汚染食品の中にいる生きた微生物（細菌）を摂食することによって起こると考えるのは当然であろう。上述のサルモネラや腸炎ビブリオはその例である。しかし、例外がある。食品に混入した細菌が食品の中である種の毒素を産生する場合である。これらは"毒素型"食中毒とよばれている。ブドウ球菌とボツリヌス菌がその原因菌の好例として知られている。

　これらの菌による食中毒では、食品の中で食中毒をひき起こすのに十分な毒素が産生されているか否かが発症にかかわるのであり、生きた菌を摂食することは発症の条件ではない。

　ブドウ球菌を例に説明すると、調理済み食品をテーブルの上（室温）に放置してしまい食中毒の恐れがあると考えて、食べる直前に電子レンジで再加熱したとしよう。そうすれば確かにブドウ球菌は加熱により死滅してしまうので、もはや食中毒は起こらないと多くの人は考えるであろう。

　しかし、実はここに落し穴がある。いったん食品中でブドウ球菌が増殖してエンテロトキシンという毒素を産生してしまうと、再加熱で菌は死んでもエンテロトキシンは熱に強いので食品中に残り、これが食中毒をひき起こすのである。

　ブドウ球菌による食中毒の臨床上の特徴は、このように、すでに食品の中で毒（エンテロトキシン）が産生されているので、潜伏期が1-6時間ときわめて短く、他の細菌性食中毒と大きく異なる点である。摂食後すぐに発症する点は、ブドウ球菌食中毒の診断上のポイントである。主要症状は、下痢よりも嘔心、嘔吐であり、発熱はほとんどない。一般に軽症で、2-3日で回復する。

　ブドウ球菌による食中毒は近年減少してきたが、平成12年（2000年）の夏に大手乳業Yの牛乳によるブドウ球菌食中毒が発生し約10,000人の患者を出した例を思い出す。成分調整用の脱脂粉乳調整時にブドウ球菌が混入し、そ

4．食中毒の臨床

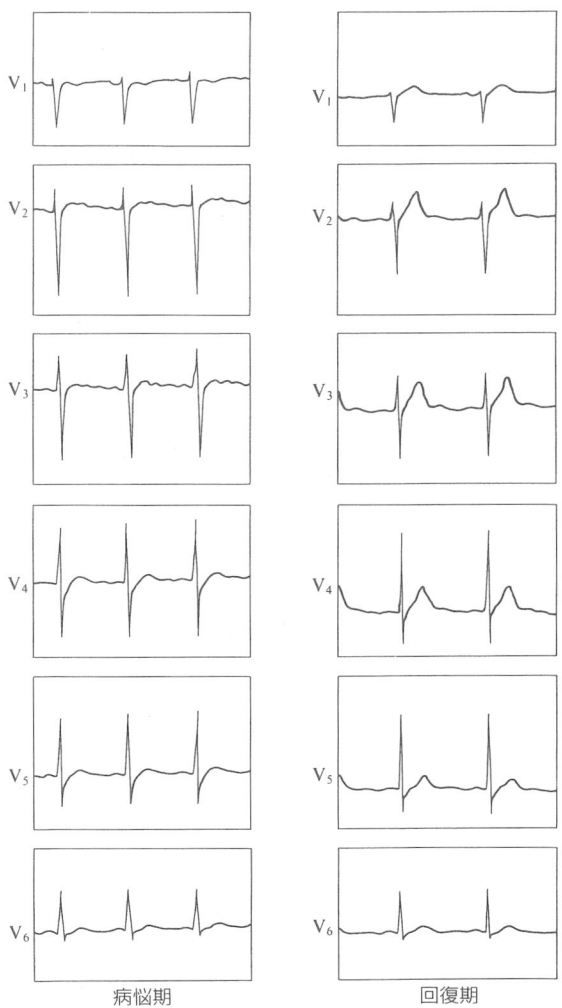

図 1.4　筆者らが経験した腸炎ビブリオ胃腸炎（食中毒）患者の心電図（胸部誘導）
　　　　食中毒中（病悩期）と回復期で違いがあることが一目でわかる。

の後のプロセスで菌は死滅したが毒素活性は残存した結果と考えられた。

ボツリヌス食中毒の神経麻痺症状

　ボツリヌスという言葉は腸詰めソーセージを意味する botulus というラテン語に由来する。昔ソーセージで本中毒がよく起こったからである。このボツリヌス食中毒はブドウ球菌食中毒と同じく食品の中で増殖したボツリヌス菌がボツリヌス毒素を産生し、この毒素を摂食することにより、中毒をひき起こす"毒素型"食中毒の代表の一つである。ただし、特殊な例では、感染型ボツリヌス症もあり得る（第2章に後述）。

　このボツリヌス毒素は自然界に存在する最強の毒素といわれる強力な致死作用を有する。種々の研究成果から、本毒素は重要な神経伝達物質であるアセチルコリンの神経末端からの遊離を阻害することにより、神経興奮伝達を阻害する結果、筋肉麻痺をきたし、このために呼吸筋が麻痺しヒトや動物を死にいたらしめると考えられている。

　したがって、ボツリヌス中毒では、他の食中毒でみられる腹痛、下痢、嘔吐などの消化器症状を欠き、かわりにきわめて特徴的な神経麻痺症状をひき起こす。

　"毒素型"食中毒のもう一つの代表であるブドウ球菌食中毒での潜伏期は、食品中で予めつくられたブドウ球菌エンテロトキシンが病気をひき起こすので約3時間と短いことをすでに述べたが、ボツリヌス食中毒も"毒素型"食中毒のかたちをとるものの、潜伏期は多くの場合12-24時間と比較的長い。これは経口的に摂取されたボツリヌス毒素が腸管から吸収され、神経-神経あるいは神経-筋接合部に達して、アセチルコリンの遊離を阻害するという複雑な作用機構をもっているためである。

　さて、ボツリヌス食中毒の特徴的症状は神経麻痺症状であるが、具体的な症状としてどのようなものが出現するのであろうか？　どういうわけか初発症状として多数ある神経-筋の中でも眠症状つまり視力低下、複視（物が二重に見える）、散瞳（黒いヒトミ部分が拡大する）などが見られる。これらのこと

を覚えていなければ、このような初発症状からこの食中毒を思い浮かべることはほとんど不可能である。

さらに病状が進むと、球麻痺（延髄の運動を司る神経核の障害時に見られる麻痺）症状である構音（発声）障害、嚥下障害などが出現する。さらに腹部膨満、便秘、尿閉などが出現し、最終的には呼吸筋麻痺症状で死亡する。

このボツリヌス食中毒はわが国では散発的にしか発生していないが、昭和25年（1950）以降でみると約500人が発症し、100人以上が犠牲（死亡）になっている。原因食としては北海道や東北地方でつくられる「いずし」や「きりこみ」とよばれる魚の発酵食品が多い。ボツリヌス菌が嫌気性菌であるために、このような発酵食品、ビン詰・真空パック入り食品、腸詰め（ソーセージなど）でボツリヌス中毒が発生している。原因食品にかなり特徴があるので、診断上これらの食品の摂食の有無も重要な情報となる。

ボツリヌス毒素の作用を特異的に治す薬品はまだ見つかっておらず、輸液、酸素吸入、呼吸補助など対症療法が治療の中心であり、残念ながら毒素による"嵐"がすぎるのを待つしかないのが現状である。ただ、唯一、早期診断できればボツリヌス毒素に対する抗体を注射する"抗血清療法"が特異療法として有効である。

いずれにしても、ボツリヌス中毒は食中毒の中でもきわめて特異的な神経症状を呈すること、そしていろんな食中毒の中でもきわだって死亡率（20-50％）が高いのが特徴で、注意が必要である。

動物性自然毒の王者 ── フグ毒

自然毒による食中毒の中でフグ中毒が最も重篤で、またよく知られた動物性毒による食中毒である。

フグの毒力および毒量は、フグの種類、雌雄、臓器などによって異なり、一般的には肝臓と卵巣に高濃度に存在し、産卵直前（4-6月頃）に最も多く含まれる。毒素の本態はテトロドトキシンといわれ、この毒を経口摂取すると、約3時間前後で発症し、口唇、顔面、手指のしびれ、知覚鈍麻などではじまり、

やがて歩行障害などの運動障害も加わり、さらに進行すると、発語障害、嚥下困難、呼吸困難、血圧低下、チアノーゼなどを起こす。直接の死因は呼吸障害で、意識は死の直前まであまり障害されないので、よけいに悲惨な食中毒といえる。

フグ毒中毒も一般の食中毒の主要症状である消化器系症状（下痢、腹痛など）を欠き、しびれ感など神経麻痺症状ではじまることに注意が必要である。これらの症状に気付いたら一刻も早く自分でできるだけ嘔吐し（喉の奥に指を突っ込むとよい）、未吸収の毒素を排除し、医療機関へ急ぐこと。一刻の差が生死を分ける。治療法として、輸液や利尿剤を投与して吸収された毒素を体外に出し、呼吸障害には人工呼吸で対応するなどの対症療法以外、残念ながら特効的な治療法がない。

貝毒による食中毒

動物性毒による食中毒のもう一つの例は、貝毒である。食用の二枚貝や巻貝が毒を有するプランクトンを摂取し、これが貝の中腸腺（消化管）に蓄積するために貝が毒化すると考えられている。貝毒には二つのタイプがあり、オカダ酸などによる下痢性貝毒とサキシトキシンなどを毒成分とする麻痺性貝毒である。

前者の下痢性貝毒では、摂食後約4時間の短い潜伏期ののちに急性胃腸炎症状がでるが、一般には軽症で治ることが多い。ただし、このタイプの毒は耐熱性のため、加熱処理した食品でも発症する点は知っておくべきである。

麻痺性貝毒による中毒では、フグ毒に酷似した症状をひき起こす。つまり、口唇などのしびれ感、重症例では歩行困難、嚥下障害、呼吸困難などが出現する。死にいたることもあるので注意したい。

植物性自然毒の王者 ── キノコ中毒

松茸をはじめ日本人はキノコ好きの国民である。しかし、このために食用キノコと誤って毒キノコを食べることも多く、いわゆる植物性自然毒による

4. 食中毒の臨床

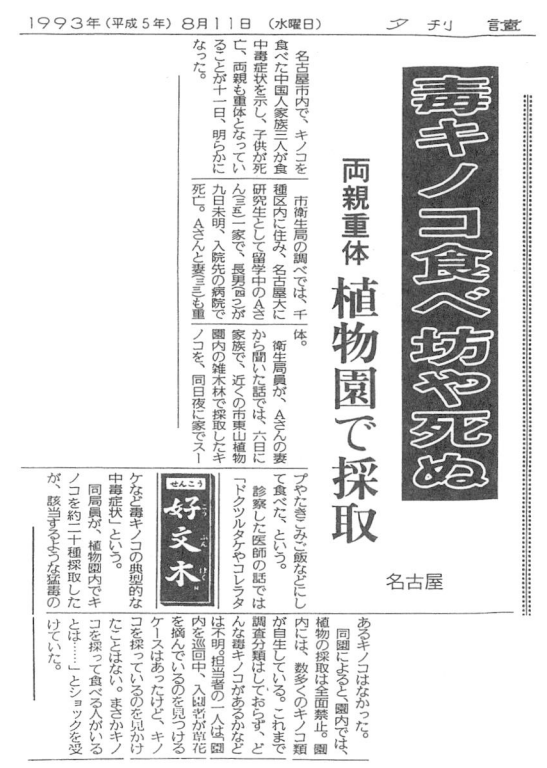

図1.5　毒キノコ中毒死を伝える新聞（数日後、母親の死亡も伝えられた）
（1993年8月11日付、読売新聞）

食中毒事故はいまだに後を断たない。よく間違われるものは、ツキヨタケ、クサウラベニタケ、イッポンシメジなどである。

　毒キノコによる中毒症状は、消化器症状と神経症状の二つに大別される。多くは前者のタイプの食中毒を起こし、潜伏期約10時間前後で腹痛、嘔吐、下痢などをひき起こし、このタイプは食中毒と判定しやすい。一方、後者では、しびれ感、幻覚さらには痙攣をひき起こし、特異な食中毒症状を呈し、食中毒と気付くのが遅れ、死亡する例もある。人類はこれまで毒キノコ中毒の悲

19

劇を繰り返してきたのであるが、現在も事故ゼロにはいたっていない（図1.5）。食べさえしなければ予防できるのであるから、自己流のキノコ判断を避けるべきである。

化学物質による食中毒
　原因となる化学物質の種類は多岐にわたるので、その臨床像は予見できない。主要な原因は、金属性容器からの有害元素の溶融、誤用による食品への混入、過剰な食品添加物の使用などである。
　これらが原因となり、急性食中毒をひき起こすことがあるが、現在、より重要なことは、慢性的摂取による中毒の問題で、これは食中毒よりむしろ公害問題、産業中毒、発がん問題など、社会的な問題として取り扱われることが多い。

5．細菌性食中毒、感染性胃腸炎、食品・水媒介性腸管感染症

　食中毒という言葉と紛らわしい用語が有る。しばしば混同して用いられる3つの用語をここでは解説しておく。一つめに、細菌性食中毒はすでに述べて来たように細菌で汚染した食品あるいは水、あるいは細菌の産生した毒素を経口摂取することによる健康障害のことである。食中毒が疑われる患者を診察した医師は所轄の保健所へ届け出る義務がある。二つめに類似の用語に感染性胃腸炎という言葉があり、感染症法の定点把握疾患として5類感染症に挙げられている。これは、食品衛生法で扱う食中毒が食・水のような飲食が原因となる事を意識しているのに対し、感染性胃腸炎（後述の3類感染症を除いた）はもう少し広い原因をカバーし、ヒト-ヒト感染したと思われるような胃腸炎、具体的には、ノロやロタウイルスなどによる胃腸炎を意識している用語であるが、感染性食中毒も含めて考えてよい。なお、三つめに、食（品）・水媒介性腸管感染症はより具体的に水や食品に混入した微生物による感染症をいい、細菌性（より広くには微生物性）食中毒に近い疾患群を指すが、

5．細菌性食中毒、感染性胃腸炎、食品・水媒介性腸管感染症

表1.3　食水系（食水媒介性）腸管感染原因菌

食中毒原因菌	和名	発症機構
Staphylococcus aureus	黄色ブドウ球菌	A
Clostridium botlulinum	ボツリヌス菌	A
Vibrio parahaemolyticus	腸炎ビブリオ	B
Salmonella spp.	サルモネラ	C
Bacilus cereus	セレウス菌	B
Clostridum perfringens	ウエルシュ菌	B
Escherichia coil	下痢原性大腸菌	
Enteroinvasive *E. coli*	腸管侵入性大腸菌（EIEC）	C
Enterotoxigenic *E. coli*	（腸管）毒素原性大腸菌（ETEC）	B
Enteropathogenic *E. coli*	腸管病原性大腸菌（EPEC）	B
Enterohaemorrhagic *E. coli*	腸管出血性大腸菌（EHEC or VTEC）*	B
Enteroaggregative *E. coli*	腸管凝集付着性大腸菌（EAggEC）	B
〈1982年に追加された9菌種〉		
Aeromonas hydrophila	エロモナス・ヒドロフィラ	B
Aeromonas sobria	エロモナス・ソブリア	B
Campylobacter coli	カンピロバクター・コリ	B
Campylobacter jejuni	カンピロバクター・ジェジュニ	B
Plesiomonas shigelloides	プレシオモナス・シゲロイデス	B
Vibrio cholerae non-O1	ナグビブリオ	B
Vibrio fluvialis	ビブリオ・フルビアーリス	B
Viblio mimicus	ビブリオ・ミミカス	B
Yersinia entercolitica	エルシニア・エンテロコリチカ	C
そ の 他		
Salmonella Typhi	チフス菌*	C
Salmonella Paratyphi-A	パラチフス菌A*	C
Shigella spp.	赤痢菌*	C
Vibrio cholerae O1, O139	コレラ菌*	B
Vibrio furnissii	ビブリオ・ファーニシィ	B
Vibrio hollisae	ビブリオ・ホリセ	B
Vibrio vulnificus	ビブリオ・バルニフィカス	C
Yersinia pseudotuberculosis	仮性結核菌（エルシニア・シュードツベルクローシス）	C
Listeria spp.	リステリア	C

A：毒素型（生体外毒素型）　B：感染毒素型（生体内毒素型）　C：（感染）侵入型　　＊：3類感染症

1章　食中毒入門

　食中毒は、化学毒や自然毒などを含め、経口摂取することで起こるより広い健康障害をも扱う。近年、3類感染症に指定されているコレラ、赤痢、腸チフス、パラチフスAの感染原因も、食・水であることが多く、食中毒と重なる点が多いので、これらの感染症も食中毒としても扱うこと（食品衛生法も準用される：平成9年より）になった。これらは感染・伝播に要する菌量が比較的少ないためか、ヒト-ヒト感染し集団発生する可能性が考えられるので、感染症法で3類感染症としても取り扱い、診断すれば医師は直ちに保健所長に届け出る。なお、コレラ、赤痢、腸チフス、パラチフスAはかつて法定伝染病として特別に扱われてきた感染症である。

　ところで、わが国で使われる"食中毒"に対応する英語は、フッド（食品）・ポイズニング（毒化）（Food-poisoning）である。しかし、欧米ではこの言葉が曖昧であるという理由で、food-borne intoxication（食品媒介性中毒）という言葉が主として化学毒および自然毒食中毒と一部（ブドウ球菌とボツリヌス菌）の細菌性食中毒に対して用いられ始めている。そして、食品および水の媒介による感染症は food/water-borne infection（食品・水媒介性感染症あるいは食水系感染症）と総称される傾向にある。

　わが国で使われる化学毒や自然毒を含む"食中毒"という言葉は、したがって学術用語というよりもむしろ行政用語と考えるべきであろう。現在、細菌性食中毒の原因菌として行政的な取り扱いをうけるものと食物・水を介して感染する類似疾患を食水系感染原因菌としてまとめて表1.3に示した。（3.3節も参照のこと）

　このように、同じように水・食品を介した腸管感染症でありながら、時に食中毒とよばれたり、3類感染症とよばれたり、あるいは単に急性（感染性）胃腸炎、急性下痢症とよばれたりするわけであるが、これは医学的に考えると必ずしも合理的なものとはいえない。

　たとえば、感染発症に要する菌量の問題も、最近の成績によると、食中毒型サルモネラでもわずか 10^2-10^3 個の生菌摂取で発症にいたり、コレラの場合の 10^5-10^7 個に比べてむしろ少ない菌量で発生する例も知られるようにな

り、発症に要する菌量の差では食中毒原因菌と消化器系3類感染症を必ずしも分けられない。また、病状を考えてみても生体側の要因によって軽重に差が出るなど、必ずしも食中毒は軽くて3類感染症がとくに危険であるとも限らない。さらに細菌性食中毒といわれる疾患のほとんどは感染症（生きた菌の摂取による疾病）であり、"中毒"という言葉は正確ではない（表1.4）。

これらのことを考えると消化器系3類感染症と細菌性食中毒との間に明確な一線を画することは困難で、むしろ水・食品が媒介する疾患という点でひとまとめにして考えるのが学問的には合理性があるように思われる。したがって、food/water-borne infection（食品・水媒介性感染症、あるいは食水系感染症）という用語が今後普及する可能性があろう。本書のタイトルは慣用に従い"食中毒"としたが、本書の中に食品・水媒介性感染症も含めているのは、これらの点を考えたからである。

表1.4 感染症法による感染症の分類 （具体的な感染症名は巻末の付表を参照）

1類感染症	危険性がきわめて高く原則入院の感染症
2類感染症	危険性が高く状況によっては入院が必要
3類感染症	危険性は高くないが、集団発生する可能性のある感染症
4類感染症	人から人への感染は少ないが、動物や飲食物を介する感染症
5類感染症	発生動向を調査・分析・公開する感染症
指定感染症	既知の感染症で危険性がきわめて高いことが判明、政令で指定
新感染症	既知の感染症とは異なる、伝染性・重篤性のきわめて高いもの。1類感染症に準じる
新型インフルエンザ等感染症	全国的、かつ急速に流行し国民の健康に重大な影響を及ぼす感染症。厚生労働大臣が定める

2章　事例に学ぶ食中毒

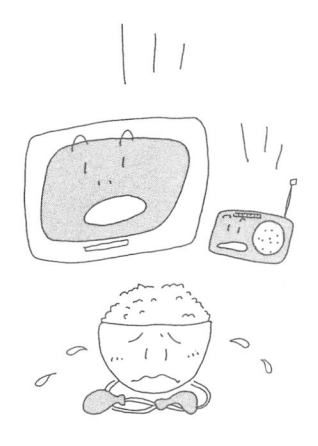

1．自然毒食中毒 —— 繰り返される人類の悲劇

　私たちの毎日の食事内容（原料）を考えると、太古から人類はおそらく多くの失敗を重ねた上で、有害、有毒なものを避ける現在の食生活ができあがったのであろう。しかし、現在でも、誤って有害・有毒な動植物を摂食して、食中毒になるケースもまれではない。また、自然界における有毒な動植物はいわば無限といっていいぐらいあり、何を誤食するかわからないので、自然毒による食中毒は多彩である。しかも、多彩であるためにすべての毒の本態が明らかになってはいないし、急性中毒は起こさないものの長期の摂食で発がんをひき起こす可能性も危惧されるなど、将来的にも多くの問題点を含んでいる。

　全食中毒に占める自然毒食中毒の割合は、患者数で数％にすぎないが死者数では約60％を占める。植物毒と動物毒について分けて考えると患者数では

植物性のものが動物性自然毒の患者数の方が3-5倍多いが、死亡者数では動物性の自然毒によるものがやや多い。したがって、ここでは、動物性毒とくに頻度の高い魚介類に含まれる毒による食中毒の例を見ながら考えてみよう。

大阪で発生したフグ中毒事例

　昭和61年（1986）の1年間に大阪府下で4件のフグ中毒が発生した。そのうち三つの事例の概要をみてみよう。

［事例1］

　10月15日、岸和田保健所管内のA氏宅で調理された「てっちり（フグの肉と肝臓など）」が原因と思われる事例が発生した。午後5時頃に食べ、3時間（潜伏時間）後の午後8時頃より、手足のしびれ感・麻痺、さらに発声困難、嘔吐、呼吸困難を訴え、加療を受けるも14日後の29日に死亡した。

［事例2］

　同年11月20日夕刻、尾崎保健所管内の無許可の飲食店員がフグ3匹を患者宅で「てっちり」用に解体調理した。当該フグの筋肉および皮膚を摂食した4名のうち1名が、潜伏時間3時間半-5時間後に、手足麻痺、嘔吐、意識不明、呼吸困難等の症状を呈し、加療を受けた。幸いに36日後に軽快退院した。

［事例3］

　11月29日夕刻、事例2と同じ尾崎保健所管内で家庭調理のてっちりおよび雑炊を摂食した2名のうち1名が、潜伏時間1時間後、吐き気、嘔吐、手足麻痺、呼吸困難などの症状を呈し、2日後死亡した〔濱野米一、久米田裕子、山本博之、大津啓二、木下喜雄、野嵜俊一、冨岡邦彦、梅田朗、古川研一、殿元正徳、小林克、千田淳弘、竹村安弘、大阪府立公衛研報、18、1-6（1987）より抜粋引用〕。

フグ毒の本態テトロドトキシン

　フグがかなり昔から食用にされていたことは縄文時代の貝塚から出土した

1. 自然毒食中毒——繰り返される人類の悲劇

魚の骨からも明らかにされている。現在「てっさ」「てっちり」などとしてわが国では高級魚の珍味として楽しまれている。しかし、外国ではフグを食べる習慣が無い。危険な食品という知識が伝わっていたのであろう。

わが国でも江戸時代にはフグを食べるのを禁止していたこともあるが、今日でもフグ愛好者が多く、「鉄砲（フグ）にあたる」ような危険があっても、「てっさ」（フグの刺身）の味には人をひきつけるものがあるのであろう。

筆者の友人の兄がフグ中毒で死亡され、大学で有能な放射線科の医師として活躍していた彼が、大学を去り、兄の診療所を継がなければならなかった事情を聞いて、フグ中毒の恐ろしさを再認識した経験を思い出す。

全国的な発生状況をみると、表2.1に示したように過去15年間患者数はほとんど横ばい状況で、わが国では年間50名前後（総計922人）の患者が出ている。このうち死者は計253名に及び、死亡率は約27%である。なお、最近の5年間ではフグ中毒者370症例が報告されているが、死亡は14名（致死率3.8%）に留まっている。

フグ中毒を起こす本態はテトロドトキシン（図2.1）である。マウスへ投与するとキログラム体重当たり数マイクログラム（百万分の1グラム）の腹腔内投与で死亡する。人でのテトロドトキシンの致死量は0.5-2.0ミリグラムと推察されている。ヒトを使って実験できるものではないので、この数字は死

表2.1　フグ毒による食中毒の年次別発生数と死者数

年次	患者数	死者数	年次	患者数	死者数
1972	78	22	1980	89	14
1973	84	30	1981	49	13
1974	137	37	1982	35	8
1975	71	29	1983	34	6
1976	55	15	1984	39	6
1977	65	21	1985	41	9
1978	61	26	1986	38	6
1979	46	11			
			計	922	253

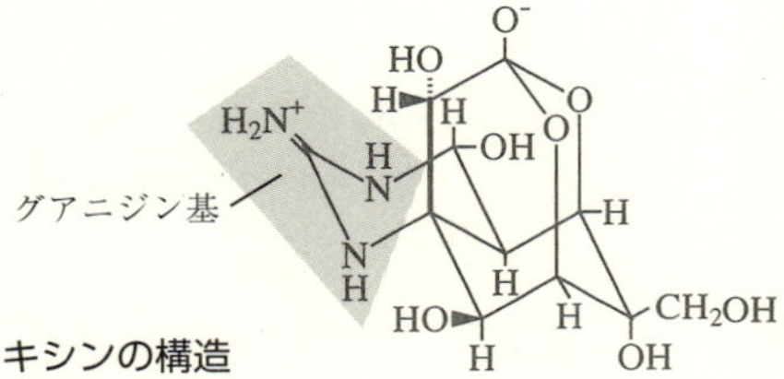

2章 事例に学ぶ食中毒

図 2.1 テトロドトキシンの構造

亡した事例で食べ残した材料中のテトロドトキシン量を測定して推測したものである。

　診断は、残った食品材料のほかに、患者の吐物、血液および尿中のテトロドトキシンを証明することで行う。もちろん食歴（フグを食べたか）と症状から、いわゆる臨床診断できることも多い。フグを食べると中毒になるという知識が普及しているためか、患者自らがフグを食べたと告げることが多い。

フグ毒は神経毒

　フグ中毒症状とその経過を、1940年前後のほとんど治療手段のなかった時代に観察された事例についてまとめられたもので見てみよう（表2.2）。治療もできずに（しないで）フグ中毒症の経過を観察した貴重な成績である。

　体内へのテトロドトキシンの吸収は早く、症状は潜伏期30分から4時間半で現れる。知覚鈍麻や四肢麻痺、呼吸筋麻痺が起こるが、中枢神経系に障害は生じない。患者は意志表示できないので一見"昏睡"とみえるが、意識は正常で周りの人の話は聞こえて十分理解されている。患者の悪口をベッドサイドでいうと、息を吹き返したときに一部始終本人が覚えていて"びっくり"ということが起る、奇妙な病態である。テトロドトキシンはグアニジン基とOH基をもち、これらの基が神経の興奮を伝達してゆくNa^+イオンチャンネルを阻害するためにNa^+イオンの細胞への流れが障害され、神経伝達の活動電位が発生せず、神経興奮の伝達がブロックされるため、神経障害が生ずると考えられている。

　この毒素の毒作用に対して有効で特異的な薬剤はまだ見つかっていない。し

表2.2 フグ中毒症状の自然経過

第1度	口唇と舌の知覚鈍麻があり、ときに嘔吐がある。
第2度	知覚鈍麻が進み、手指、上下肢の運動麻痺がある。反射は残る。
第3度	運動がまったく不能で骨格筋は弛緩して綿のごとく、声は出るが言語をなさない。嚥下困難がある。呼吸困難、チアノーゼ、血圧低下があるが意識は清明である。
第4度	意識混濁、呼吸停止をきたす。血圧はさらに低下するが、心拍は正常なことが多い。

〔内藤裕史著、「中毒百科 —— 事例・病態・治療 ——」南江堂（1991）、p.72 より引用〕

たがって、①嘔吐を促し（あるいは胃洗浄を行い）、胃内の未吸収テトロドトキシンを除去する。②人工呼吸器などで呼吸管理する。③多量の輸液と利尿剤でできるだけ吸収された毒素を尿中へ排除する、などが治療の中心である。抗コリンエステラーゼ剤が有効ともいわれている。

しかし、フグ中毒は予防可能なので予防すべき疾患である。まず各都道府県条例で定められたフグ調理の資格のある人が調理した物以外は食べないこと、肝臓、卵巣、皮膚に毒が多いので食べないこと、などの原則を守り、安全にフグ料理を楽しんでもらいたいものである。

フグ毒の由来 —— タコ、カエル、イモリも持つテトロドトキシン

ところで、この猛毒はどこからくるのであろうか？　これは近年のこの分野でのトピックスの一つになっている。

フグに含まれる毒の有無は、フグの種類によるのはよく知られているが、個体、地域、季節などによっても大きく異なることがわかっていた。たとえば、天然フグでは毒をもっているのに養殖フグには毒がない、などの不思議な現象が知られていた。

また、フグに特徴的な毒と考えられてきたテトロドトキシンが、イモリ、ツムギハゼ（魚）、カエル、ヒョウモンダコ、ウモレオウギガニ、肉食性巻貝、ボラハゼなどももっていることが次つぎと明らかになってきた。

このような事実から、フグがテトロドトキシンをつくるのでなく、ある種の細菌（*Alteromonas* や *Vibrio* 属菌）がこの毒を産生すること、そしてこれら

2章　事例に学ぶ食中毒

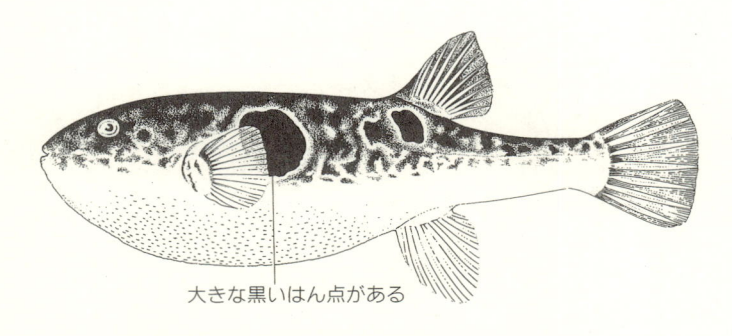

大きな黒いはん点がある

図 2.2　代表的なフグ（『旺文社学習図鑑　魚』p.101 より）
トラフグ（マフグ科）[全長] 70cm
［分布］本州中部より南、東シナ海、朝鮮
［漁法］フグはえなわ、ひっかけづり、定置網
［別名］ゲンカイフグ（下関）、オオフグ（岡山）、モンフグ（別府）
［食用］内臓に猛毒がある。肉は最高級
［利用］ふぐ提灯などの飾り物

　がプランクトンに取り込まれ、さらにこの"毒化プランクトン"を食べたフグに毒が吸収・蓄積され有毒になるものと考えられている。いわゆる食物連鎖の結果として、フグの毒化が起こるのである。
　では、なぜ多くの魚のうちフグ（図2.2）だけが毒をもっているのか？　おそらくフグ以外の魚も毒化プランクトンを食べているに違いない。しかし、幸いにして（魚にとっては不幸にして？）多くの魚はテトロドトキシンに弱い（逆にフグはテトロドトキシンに強い）ため毒素を蓄積するまでもなく"テトロドトキシン中毒"で死んでゆくと考えられている。その結果、われわれの食卓にのる魚はフグ毒をもっていないのである。事実、フグ毒を投与するとフグは死なないが、一般の多くの魚は死亡する。フグとメダカを一緒に入れてフグを刺激すると皮膚からテトロドトキシンを出しメダカを殺すといわれていることから、フグはテトロドトキシンをうまく利用して、外敵から身を守っているのであろう。

貝毒にも注意

　フグ毒があまりに有名であるが、貝も毒化して食中毒を起こすことがある。作用機構から3種類に分けて考えられる。

　一つめは、麻痺性貝毒を有する貝により起こる食中毒である。北里研究所の児玉雅昭教授と筆者らの共同研究の結果、ある種のプランクトンから分離した *Moraxella* 属菌が特定の条件下で毒素を産生することが分かった。この麻痺性毒素の本態はゴニオトキシンである。この毒素は、フグ毒に類似した構造をもっており、わが国でもこの毒による死亡例が報告されている。

　二つめの貝毒は、下痢性貝毒と総称されるもので、主要な本態はオカダ酸およびその誘導体（図2.3）である。この毒もある種の細菌を保有するプランクトンを通じて、貝の毒化が起こると考えられている。このタイプの食中毒は、ホタテ貝など食用頻度の高い貝で起こりうるので、わが国における魚介類による自然毒中毒の中で発生件数ではフグ毒についで第2位、患者数では最も多い。1976年に下痢性貝毒の存在が発見されて以降これまでに国内で1,200名、ヨーロッパで8,000名を超える患者を見ている。死亡例はなく、主症状は下痢、嘔吐である。

　三つめの貝毒は、スルガトキシンによるもので、これは肉食性巻き貝の中腸腺に存在し、アトロピン（副交感神経遮断剤）類似の作用と神経節のニコチン様受容体（アセチルコリン受容体）を特異的に阻害するといわれている。したがって、瞳孔散大、視力低下、口渇、血圧低下などの症状を呈する。この

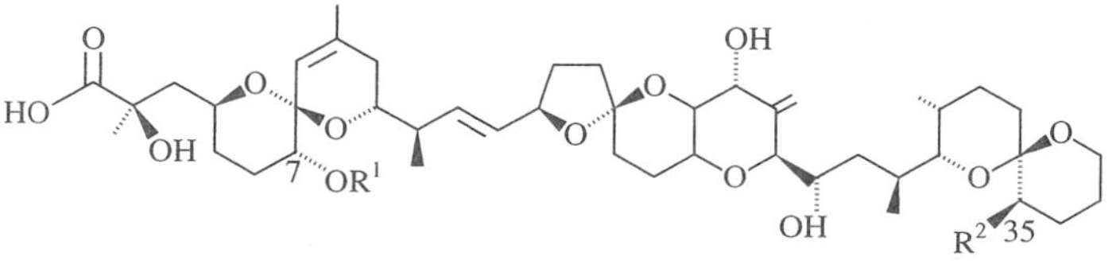

図2.3　下痢原性貝毒（オカダ酸およびその誘導体）の構造
　　オカダ酸：R^1=H、R^2=H
　　ジノフィシストキシン-1（DTX1）：R^1=H、R^2=CH_3
　　ジノフィシストキシン-3（DTX3）：R^1=アシル、R^2=CH_3

毒素の由来については、ある種の細菌が貝の中腸腺にすみつき、貝を毒化させることがわかっている。

これらのいわゆる"貝毒"のほとんどは耐熱性であるために、加熱することでは予防ができないので、貝の毒化が起こっているか否かの定期的なモニターが必要である。水産庁の通達により貝の生産地で毒化モニタリングが行われており、予防に大きく貢献している。

2．ボツリヌス食中毒——真空パック商品の落とし穴

ボツリヌス食中毒は、数多い細菌性食中毒の中でもいくつかの大きな特徴を有している。一つは、消化器症状を主とする一般の食中毒に対して、ボツリヌス食中毒は消化器症状を欠くかわりに神経麻痺という特異な症状をひき起こすという点である。

二つめは、ボツリヌス菌は嫌気性菌で酸素のないところでのみ生育するという特性がある。このために、真空パック商品やキャビアのビン詰といった一般には思いつかない食品でボツリヌス食中毒が発生するのである。

三つめの特徴は、あらゆる食中毒の中でも最も死亡率が高く20-60%に及ぶという点である。

四つめは、ブドウ球菌と同じく、食品の中でつくられたボツリヌス毒素を食べることで発症する、いわゆる"毒素型"の食中毒をひき起こすという点である。特異で危険なタイプの食中毒なので、ぜひ理解しておきたい。

ボツリヌス食中毒——カラシレンコン事件

昭和59年（1984）6月29日付の朝日新聞の記事で、いわゆるカラシレンコン事件をふり返ってみる。

　　——中毒死？　　岐阜でも一人
　　　カラシレンコン禍広がる
　　　患者は合わせて33人に——

2．ボツリヌス食中毒――真空パック商品の落とし穴

「熊本名産カラシレンコンのボツリヌス菌によるとみられる患者は、28日も島根、九州の他関東地方にまで広がり、新たに福岡県で3人、島根と岐阜、千葉、宮崎の各県で各1名が見つかった。また、岐阜県の1人がカラシレンコンによって中毒死した疑いが出た。いずれも熊本市のS社が製造した真空パックの「からし蓮根」を食べている。これで患者は1府11県で33人、うち死亡4人になった」にはじまり、さらに「岐阜県内のK病院は、脳梗塞と診断されて23日に死亡した老人（67歳）が、カラシレンコンによる食中毒死の疑いが出てきたと、28日に見解を明らかにした。この患者は九州旅行に行きS社製の「からし蓮根」を買って帰宅、10日夜ゆでて食べ、11日昼食には生で食べた。12日には舌がもつれるような症状が出て、翌13日、同病院に入院し脳梗塞（脳内の血管がつまる）として診断治療をうけるも、23日に死亡した。また、島根県のしらべによると、九州旅行の土産にもらったS社製「からし蓮根」を食べた主婦に物が二重に見えるなどの特有の症状が現れていることから、同県ではボツリヌス菌による中毒との見方を強めている」（以上、朝日新聞より抜粋引用）。

このカラシレンコン事件は、日本で初めてのA型ボツリヌス菌による集団食中毒であり、最終的には、1都、1府、12県に及び、患者36名、死亡11名を数えるにいたった大きな食中毒事例となった。原因究明がなされたところ、原料であるカラシ粉および原料用蓮根からA型ボツリヌス菌が検出された。

ボツリヌス毒素 ―― 地球上最強の毒素

ボツリヌス中毒（Botulism）が最初に人類に認識されたのはヨーロッパで、昔から"血液入りソーセージ"で多くの死亡者が出ていた。原因菌としてボツリヌス菌（*Clostridium botulinum*）を発見したのは、ファン・エルメンゲンで、1895年である。現在、ボツリヌス菌はその産生する毒素の抗原性により、A,B,C,D,E,F,(G)の6(7)型に分類されている。ヒトの中毒は主としてA,B,E型毒素で起こり、F型毒素によるものも数例報告されている。Cおよ

表2.3　ボツリヌス中毒の各型

型		種　類	原　因	主要発生地
A		ヒト、ニワトリ	缶詰の野菜、果実、肉製品	アメリカ、ソ連、日本
B		ヒト、ウマ、ウシ	肉製品、缶詰の野菜	ヨーロッパ、アメリカ
C	C_a	水ドリ	湖水のプランクトン	アメリカ、カナダ、オーストラリア、日本
	C_β	ウシ、ウマ、ミンク	まぐさ、動物の死体、鯨肉	オーストラリア、南アフリカ、ヨーロッパ、アメリカ、日本
D		ウシ	動物の死体	アフリカ、オーストラリア
E		ヒト	魚（いずし）、海棲哺乳類	日本、アメリカ、カナダ、北欧、ソ連
F		ヒト	肝のペースト、鹿肉	デンマーク、アメリカ

(注) G型ボツリヌス菌は、1987年に C. argentinense と再分類され、ボツリヌス菌から除外された。
〔飯田広夫編、「食中毒の臨床」、新興医学出版社（1987）p.125より、改変引用〕

びD型毒素は、ヒト以外の動物（哺乳類、鳥類）に中毒をひき起こす（表2.3）。欧米ではAおよびB型毒素によるボツリヌス中毒が多いのに対し、わが国では北海道・東北地方で「いずし」によるE型毒素による中毒が多い。

　これらの毒素を動物に投与すると強力な致死作用を示す。マウスでは1ミリグラムの1千万分の1という極微量で死亡させ、ボツリヌス毒素は地球上での最強の毒素といわれている。

ボツリヌス毒素は神経毒である

　ボツリヌス毒素がこのような強力な致死作用を発揮できるのはなぜであろうか？　ボツリヌス中毒は、すでに述べてきたようにあらかじめ食品の中で産生された毒素（ボツリヌス毒素）を摂食することによって起こる典型的な毒素型食中毒である。この毒素は他の多くの毒素と同じくアミノ酸がつながったタンパク質でできている。そのため何の工夫もない構造をとっていると、他のタンパク質と同様に胃内で分解・消化され、毒素は単なる栄養源（アミノ酸）になってしまう可能性がある。

　ところが、これを逃れるためにボツリヌス毒素には巧みな仕掛けが用意されている。それは、ボツリヌス毒素の本体を保護するために毒作用のないタン

パク質（無毒成分といわれる）を組み込んであることである。このため胃内で毒素が消化分解されるのを阻止しているのである。

このようにして胃を無事通過して小腸に達したボツリヌス毒素は腸管壁をとおり抜け、血中に入り全身をめぐり、最終的には筋肉を収縮させる神経の先端である神経-筋接合部に作用し、神経からの命令を筋内に伝える信号物質であるアセチルコリンの放出を阻害する。このため、筋肉へ命令が伝わらず、種々の麻痺が起こり、最終的には呼吸筋の麻痺もひき起こし、ボツリヌス毒素はヒトや動物を死亡させるのである。

本毒素は、このように運動神経（結果として筋肉）麻痺をひき起こすが、知覚神経は正常で、死の直前まで意識がはっきりしており、自分の死が意識され、かえって悲惨な病気といえる。ただし、この強力な毒素も80℃で30分間あるいは短時間の煮沸で壊されるので、食べる前に加熱することで防げる食中毒の一つである。

ボツリヌス菌の棲み家

このような強力で危険な毒素を出す菌は、どこに棲息するのか？　これが意外にも身近にあり、世界中の土壌、海、湖、河川、動物の消化管、食品に広く分布しているのである。ではなぜもっと多くボツリヌス中毒が起こらないのであろうか？　その理由の一つは、ボツリヌス菌が嫌気性菌であるという点である。空気（酸素）が存在するわれわれ周辺のふつうの環境ではボツリヌス菌は増殖できないのである。逆にいうと、空気のないところ、たとえば、わが国でボツリヌス食中毒の最も頻度の高い「イズシ」のような発酵保存食（生魚と米飯をまぜ樽内に詰め発酵させる）やビン詰食品など、酸素が少ない状態の保存食で中毒が起こりやすいのである。

ところで、ボツリヌス菌には、このように酸素が嫌いで、ボツリヌス毒素をつくる能力がある、という特徴のほかに、芽胞をつくるという性質がある。食中毒原因菌の仲間で芽胞をつくるのはボツリヌス菌のほかにはウエルシュ菌（*Clostridium perfringens*）とセレウス菌（*Bacillus cereus*）のみで、特徴的

な性状の一つである。前者は嫌気性菌であるが、後者は好気性菌であり、原因となる食品は当然異なる。

　菌にとって生存しにくい環境（温度、栄養など）に陥った場合、一般的な菌（これは芽胞と対比して栄養型の菌といわれる）が変身し、硬い殻に包みこまれたような形態に変化して芽胞となる。いったん、ボツリヌス菌が芽胞を形成すると100℃で5-6時間加熱しても死滅しないので、食品に混入しているボツリヌス菌芽胞は通常の調理では殺せないということになる。

　したがって、ボツリヌス菌による食中毒の予防は、食品に本菌の芽胞が混入（その可能性は本菌がどこにでもいることから考えて高い）していても、芽胞から栄養型菌に変化・増殖（芽胞のままでは増殖できない）することを防ぐこと（つまり調理後すぐに食べること）が重要である。そして、時間が経った食品は食べる直前に再加熱して、食品中でつくられたボツリヌス毒素を不活性化すること、を守る必要がある。そうはいっても「イズシ」のように加熱して食べられない食品も多い。これらに対しては、信頼できる製品を選ぶか、「君子危うきに近よらず」に頼らざるを得ない。

カラシレンコン事件の教訓

　上に述べたような点を考えて、いま一度"カラシレンコン事件"をふり返ってみたい。

　まず、レンコンはいうまでもなく土と接触して育つのでボツリヌス菌が付着する可能性は十分予見できる。また、カラシ粉もどのような製造過程をとるのかわからないが、たとえば、乾燥時に砂ぼこりにまぎれてボツリヌス芽胞が入り込む可能性も否定できない。

　この組合せでレンコンの穴にカラシを詰め、衣をつけ油で揚げるのであるが、この方法では表面の温度はかなり高温になるがレンコンの中心部付近は100℃を越えないので、混入していたボツリヌス菌芽胞のみが残り、一般的な菌（栄養型菌）は死滅したと考えられる。このようにして調理されたカラシレンコンはさらに好気性細菌の増殖を阻止する真空パックに入れられ保存され

た。しかし、ボツリヌス菌は嫌気状態を好むし、むしろ嫌気状態でないと成育できない（毒素もつくれない）。しかも他に栄養を奪い合う菌はいなくなっているので、ボツリヌス菌が"わが世の春"と増殖し、ボツリヌス毒素を産生したものと考えられる。

　フライにして加熱したので菌は死んだと考えたが、どっこい芽胞という敵が生き残った。しかも、酸素を必要とする一般細菌を抑えるための真空パック保存法の弱点をボツリヌス菌という嫌気性菌に突かれてしまったものといえる。

誤診されやすいボツリヌス食中毒

　再びカラシレンコン事例の新聞報道を思い出していただきたい。岐阜県の一死亡症例は神経麻痺症状などから"脳梗塞"として診断されていたことからもわかるように、他の神経系疾患と誤診されることが多い。また、複視などを訴えて眼科を訪ねたり、声が出にくいという症状で耳鼻科を訪ねる症例も多い。

　「ボツリヌス食中毒では神経麻痺症状が出る」ことを知っていないと、ボツリヌス中毒と診断することは容易ではない。医療関係者や一般の人たちにもぜひ伝えておきたい点である。

　逆にいったん本疾患を疑うと、その特徴的な原因食や症状から、診断は容易である。早期診断できると、抗毒素血清（ボツリヌス毒素に対する抗体）を用いた特異的な治療が可能であるし、人工呼吸器などを駆使して救命も可能になってきているので、正しい早期診断が望まれる。

食中毒以外のボツリヌス症

　ボツリヌス中毒の大部分は上述の食中毒タイプ（これは他のボツリヌス症と区別するために食餌性ボツリヌス中毒ともいわれる）として発症する。しかし、他の病型もあるので、簡単にふれておこう。

　一つは1976年に初めてアメリカで見出された"乳児ボツリヌス症"である。

これは経口摂取されたボツリヌス菌の芽胞が乳児の腸管内で栄養型に変化し、増殖する過程で腸管内で産生されたボツリヌス毒が腸管から吸収され、ぐったりするなどの筋肉麻痺症状が出て、時に死亡する例もある疾患である。わが国でも 1986 年に千葉県で第一例がみつかって以来、毎年数例の患者が出ている。乳児食にどうしてボツリヌス菌が入るか調べた結果、"ハチミツ"が原因であることがわかってきた。ハチミツを集める過程で砂ぼこりなどに紛れてボツリヌス菌が入るのであろう。ハチミツは高張性食品なので一般の栄養型細菌は死滅するが、ボツリヌス芽胞は生き残るのである。専門家が乳児にハチミツを与えないよう警告しているのはこのためである。

　もう一つの病型は"創傷性ボツリヌス症"といわれるもので、これは外傷に伴ってボツリヌス菌が傷口に入り、局所深部で菌が栄養型にかわり増殖して産生したボツリヌス毒素が吸収され、中毒症状をひき起こすものである。破傷風に似た病態であるが、発生頻度はきわめて低い。

3．ブドウ球菌食中毒 —— 煮沸に耐える毒素

　ブドウ球菌は図 2.4 に示すようにブドウの房状の形態をとるため、この名がある。ブドウ球菌属には現在 20 菌種以上が知られているが、これらのうち病原性が強いのは黄色ブドウ球菌である。

　本菌がヒトに起こす病気は、"感染型"と"中毒型"の 2 型に分類される。ブドウ球菌が起こす感染型の疾患の特徴は、膿瘍を形成する化膿性疾患であり、たとえば毛嚢炎、膿痂疹（とびひ）、肺炎、敗血症、脳炎など、また特異なものとしてブドウ球菌性皮膚剥奪症候群、リッター病などがある。

　一方"毒素型"の疾患の代表的なものは食中毒である。また、1978 年にアメリカで初めて報告された毒素性ショック症候群も生理中にタンポン内で増殖した黄色ブドウ球菌の外毒素によるものなので、毒素型の疾患の一つといえる。

　いま一つ食中毒の原因菌である黄色ブドウ球菌でふれておかねばならない

3．ブドウ球菌食中毒——煮沸に耐える毒素

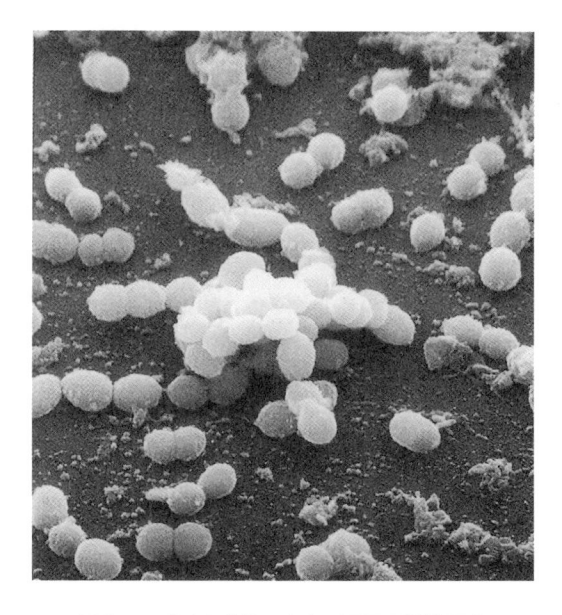

図2.4　ブドウ球菌の走査型電子顕微鏡写真

点は、ほとんどすべての抗生物質に耐性（多剤耐性）を示すメチシリン耐性黄色ブドウ球菌、いわゆる"MRSA"のことである。現在、多くの病院内でこのMRSAによる院内感染に悩まされており、社会問題化している。

さて、ブドウ球菌が食中毒をひき起こすことを人類が知ったのは1884年のことで、すでに1世紀以上も前のことであった。食中毒という概念が知られたのは1820年のボツリヌス中毒が最初であると考えられているので、ブドウ球菌食中毒は人類にとって2番目に見つかった食中毒といえる。

まずいくつかの事例をながめてみよう。

黄色ブドウ球菌食中毒事例
［事例1］幕の内弁当食中毒
昭和52年（1977）7月10日、大阪市の国際見本市会場に招待された人たちに幕の内弁当が配布された。これを摂食した人たちの間に多数の食中毒患

者が出た。摂食者は計 2,496 名で、そのうち有症者は 77％の 1,915 人にも及ぶ大規模な食中毒事件となった。

潜伏期は平均 2-4 時間で、93％の患者は 6 時間以内に発症した。症状としては吐き気 1,567 名（82％）、嘔吐 1,416 名（74％）が多く、続いて下痢 1,206 名（63％）、腹痛 1,072 名（56％）、頭痛 37％、脱力感 32％、発熱 31％などであった。

症状がブドウ球菌による食中毒に典型的であり、しかも原因食と患者便から黄色ブドウ球菌と中毒の直接原因であるエンテロトキシンのA型が検出され、ブドウ球菌食中毒事例と判定された〔三輪谷俊夫監修、『食中毒の正しい知識』、東堤　稔、菜根出版（1991）、p.106-110 より抜粋引用〕。

次に黄色ブドウ球菌食中毒の発生にかかわる条件を考える上でヒントになる二つの事例を見てみよう。

［事例2］戦後最大規模の食中毒：Y乳業牛乳食中毒事件

2000 年の 6 月 25 日、Y 乳業低脂肪乳を飲んだ子供が嘔吐と下痢を呈した例が初発例と考えられる食中毒が発生した。6 月 27 日に大阪市内の病院からも大阪市保健所に食中毒の疑いの患者がいる、との通報から事件が明るみになった。6 月 28 日に保健所は製品の回収を指導。しかし、有症者はどんどん増え、最終的に 14,780 人に達した。7 月 2 日には、低脂肪乳から黄色ブドウ球菌のエンテロトキシンA型が検出されたことから、大阪工場を営業禁止とした（調査合同委員会報告書より抜粋引用）。

その後の混入経路の調査結果から、加工乳内へのエンテロトキシンの混入は、原料である脱脂粉乳の作成の過程で毒素が産生され、その後の処理過程で菌は加熱で殺菌されたが、耐熱性のエンテロトキシンは活性を保持したまま脱脂粉乳に混入してしまった、と想定された。ある意味で、もっとも基本的な、食品業者なら誰でもが知っているべき知識を持っていなかった（あるいは警戒されなかった）のは誠にお粗末すぎる。

［事例3］アイスクリーム食中毒事例

次に、喫茶店や飲食店のアイスクリームが原因と推定されたブドウ球菌食

3. ブドウ球菌食中毒——煮沸に耐える毒素

中毒例を紹介する。あの凍っているアイスクリームの中で黄色ブドウ球菌が増殖し、エンテロトキシンを産生したとは考えられない。では、どうして食中毒になったのであろうか？

この事件を起こしたアイスクリーム製造メーカーは、業務用のみを製造していた。この工場の各工程を拭き取り調査した結果、検査した全検体から黄色ブドウ球菌が検出され、この施設全体が黄色ブドウ球菌に汚染されていることが明らかにされた。

これらの結果から、この事例は、アイスクリーム原材料を汚染していた黄色ブドウ球菌がアイスクリームの製造工程で、冷凍されるまでの間に増殖し、エンテロトキシンを産生し、それがそのまま凍結されてアイスクリームによる食中毒が発生したのだろうと推測された。

〔五十嵐英生、ブドウ球菌食中毒、月刊フードケミカル、6, 44-50（1990）より抜粋引用〕。

手指のブドウ球菌汚染が危ない

ブドウ球菌は季節に関係なくヒトの鼻咽腔、腸管内、皮膚などに常在しており、手指を介した食品汚染が起こる機会が常に存在しているといえる。また、ブドウ球菌は化膿菌として知られており、手指に化膿巣のある人はもちろん、いわゆる"あかぎれ"の多い人の手指もブドウ球菌に汚染されていることが多い。これはあかぎれ内に小さな化膿巣があったり、またあかぎれのために手指を洗うことが少なくなりやすくなるためである。

また、手指に異常がなくても、調理中にくしゃみをして鼻や口腔内のブドウ球菌を食品に"ぶっかけ"たり、そうでなくても、調理中に手指を口や鼻にふれることにより洗浄した手がブドウ球菌で再汚染される例も多い。

ブドウ球菌食中毒は、ブドウ球菌そのものを食べることによって起こる食中毒ではなく、食品中であらかじめ増殖した菌が産生した毒素（エンテロトキシンといわれる）を食べることによって起こる。

したがって、ブドウ球菌食中毒を予防するためには、食品のブドウ球菌汚

染を防ぐことは当然であるが、このようにどこにでも存在するブドウ球菌の汚染を完全に防ぐことは困難と思われ、菌が食品中で増殖しないような対策が必要であろう。

加熱直後に食べてもブドウ球菌食中毒は発生する

　では、加熱調理直後に食べれば、ブドウ球菌食中毒は完全に防ぐことができるか？　答はノーである。

　なぜかを説明する前に、［事例3］について少し考えてみる。アイスクリームはいわずもがな低温で保管され、冷凍保存中にブドウ球菌が増えてエンテロトキシンがつくられたとは考えられない。アイスクリームの原材料の保管中にブドウ球菌が増えエンテロトキシンが産生されてしまっていたと推察される事例であった。そして、アイスクリームにする（一般食品の調理に相当する）過程でエンテロトキシンを無毒化（不活性化）できなかったために食中毒の原因となったのである。

　したがって、この事例は、原材料についてもブドウ球菌の汚染と増殖を防ぐ心がけが必要なこと、またいったんつくられたエンテロトキシンはアイスクリームのように凍結しても失活しないことを教えている。

　ブドウ球菌エンテロトキシンはもう一つやっかいな性質をもっている。それは、この毒素がとくに食品の中では、100℃で30分間加熱しても失活しない耐熱性といわれる性質である。これがなぜ問題になるかというと、食品原材料でブドウ球菌がエンテロトキシンを産生してしまっていると、短時間の加熱で出来上がる食品では、食中毒が起こりうるわけであるからである。また、たとえば調理済みの食品を少し放置してしまったが、捨てるのは惜しいので、電子レンジで食べる直前に念のため再加熱することが多いと思われるが、これも危険なのである。なぜかというと、この場合、ブドウ球菌という菌は確かに死ぬが、「エンテロトキシンは耐熱性である」ので、これが残存するために、ブドウ球菌食中毒を予防できないのである。事例2はこの性質のために1万人を超える食中毒患者を出してしまった。

3. ブドウ球菌食中毒——煮沸に耐える毒素

ブドウ球菌食中毒では嘔吐が激しい

　エンテロトキシンは分子量約 28,000 ± 2,000 のタンパク性毒素で、抗原性の違いで A-E（C は C1, C2, C3 に細分されている）の 5 種類が知られている。このエンテロトキシンの主な毒作用は嘔吐作用である。ボランティア実験の成績では、ヒトでは、約 20-25 マイクログラムという微量の摂取で嘔吐反応が出現する。

　なぜこの毒素が嘔吐作用を発揮するのかという点の詳細は不明であるが、現在までにわかっていることを総合して考えると、①エンテロトキシンが腸管から吸収される、②腹部の未同定の臓器に作用する、さらに③その刺激が迷走神経と交感神経に伝わる、そしてついには、④脳に存在する嘔吐中枢にシグナル（刺激）が伝わり、嘔吐反応が起こると考えられる。なお、このエンテロトキシンの生物活性として、嘔吐作用のほかに、試験管内ではリンパ球に作用してスーパー抗原としての発熱作用やTリンパ細胞分裂促進作用なども知られているが、患者の病態との関連は十分明らかではない。

　では下痢はどうして起こるか？　そもそもエンテロトキシンという言葉は、腸管を意味する"エンテロ"と、毒素を意味する"トキシン"を組み合わせた言葉で、本来は下痢を起こす毒素を意味する。しかし、ブドウ球菌の産生するエンテロトキシンには下痢を起こす作用を証明することができていない。むしろ下痢の原因は、同じブドウ球菌の産生する δ 溶血毒など他の毒素であると考えられている。

ブドウ球菌食中毒の臨床

　ここで、ブドウ球菌食中毒をまとめておこう。本食中毒は、菌ではなく食品中で産生されたエンテロトキシンを経口摂取することにはじまる、いわゆる"毒素型"の食中毒である。臨床的な特徴は、① 1-5 時間（平均 3 時間）という短い潜伏期間のあと、急激に発症すること、②主要症状は悪心、嘔吐で、腹痛や下痢を伴う例もあること、などの点である。

　一般に経過は良好で 1-3 日で回復する。死にいたる例はほとんどないが、吐

物の誤嚥による窒息などのほか、重篤な基礎疾患のある場合などは注意が必要である。

4．サルモネラ食中毒——いま卵が危ない？

サルモネラ属菌[1]は、ヒトのみではなく広く爬虫類、鳥類、哺乳類などの動物に保菌されたり、動物に自然感染をひき起こす。これらの保菌あるいは感染動物の肉やミルクをヒトが食用にすることによって食中毒（人獣共通感染症といわれる）が起こる場合が多いが、それ以外にもたとえば、ミドリガメなどのペットからの汚染が原因となった食中毒事例も知られている。また、動物以外にも飼料、食品、下水などの環境中からもしばしばサルモネラは検出される。

サルモネラ属菌には、チフス菌、パラチフスA菌のようにヒトに重篤な全身性感染症（チフス症という）を引き起こすので、かつて法定伝染病に指定されていた病原菌（現在は3類感染症に指定されている）と、急性胃腸炎（これらはサルモネラ症と総称される）の原因菌となるものとがある。血清型でみると、2000種類以上存在する。共に汚染食品・水で経口感染し、食中毒と区別できないので、サルモネラ症のみを旧来は食中毒としていたが、現在はチフス症も含めて食中毒として扱う。

わが国での食中毒発生状況をみると、サルモネラ食中毒は、発生頻度が最も高いもので、全食中毒の20-50％を占める。肉類、鶏卵などが原因となっていることが多い。食中毒の欧米化と言えるかもしれない。

---

[1] チフス菌はサルモネラ属菌の1つの血清型である。サルモネラ属の分類学は混乱してきたが、現在は *S. enterica* と *S. bongori* の2菌種のみ存在し、古くから使われてきた血清型による菌種名はserovarとして用いる。従ってチフス菌を血清型を考慮して命名すると *S. enterica* subsp. *enterica* serovar Typhiとなる。この場合、菌名が長くなるのでserovarに相当する名前をローマン体表記すること（たとえばTyphi）で、チフス菌の血清型の菌であることを表す。しばしば〈*S.* Typhi〉（*S* はイタリック体）と略記される。

サルモネラ食中毒事例

　平成2年（1990）の9月9日に広島県を中心として洋生菓子（ティラミス）を食べた人たちの間に発生した食中毒、いわゆるティラミス食中毒事件を例示してみよう。ティラミスは当時広島でも流行しており、多くの食中毒患者は広島在住の人たちであったが、お土産などとして各地にもち込まれたので、最終的には6県にわたって食中毒患者が発生、発症者は697名に達した。

　これまでの食中毒の多くは一定地域に集中することが多かったが、商品によってはこのように広範囲の都道府県に及ぶ食中毒発生（Diffuse outbreakと言われる）をみるようになった。これは、近年の食中毒発生上の一つの傾向として注目される。

　原因食が生クリームを主体とするケーキ様洋菓子（ティラミス）であったためもあって、1-4歳の乳幼児と20-29歳の女性に多発した。聞き取り調査結果によると、摂食量は1口から2個半にわたっていた。症状発現までのいわゆる潜伏期は6時間から6日と広範囲であったが、69％が24時間以内に、96％の症例が72時間以内に発病し、平均26.4時間であった。

　主要症状は、発熱、下痢、腹痛、嘔吐であった。これらのうち発熱がほとんどの例でみられ、とくに14歳以下では100％に、しかも73％が39℃以上の高熱を認め、サルモネラ食中毒の特徴的所見の一つと考えられる。この発熱は多くの例で1-4日程度持続したが、5日以上持続した例も45％に達した。1日の下痢回数は5-9回のものが多く、とくに小児の例で約半数に血便が認められた。

　急性期下痢便の細菌検査の結果、65.8％の事例からサルモネラ・エンテリティディス（*Salmonella* Enteritidis：腸炎菌）が検出された。2歳未満の事例で本菌の便中での消長をみると、30病日（発病から30日目）でも100％の例で菌が残存し、90病日後も50％の例で排菌されていた。90病日ともなるとほとんど症状は消失した時期であり、しかし一方で排菌陽性という状況は、病後保菌者といわれる状況であり、感染源として十分注意しなければならない。実際、広島のティラミスサルモネラ食中毒患者が原因となって、家庭内で二

2章　事例に学ぶ食中毒

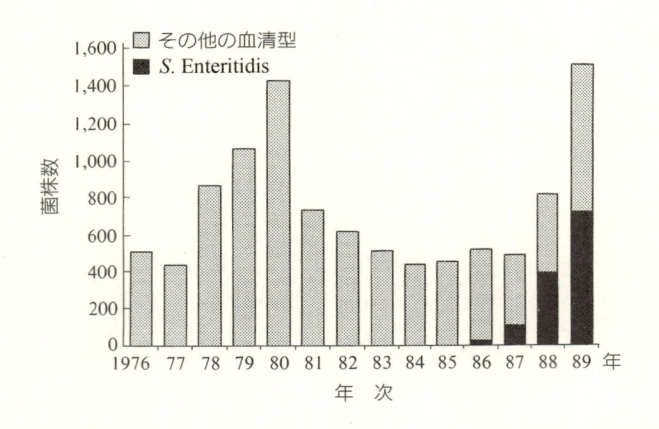

図 2.5　イギリスでのニワトリ由来サルモネラに占める S. Enteritidis の分離頻度の推移

次感染を起こした例も見出されている。なお、ティラミスの原材料であるチーズや鶏卵の細菌汚染を調べた結果、卵白から患者から分離されたのと同じサルモネラ・エンテリティディスが分離検出され、卵白の汚染が直接の原因となったサルモネラ食中毒事例と結論された〔西佳子、藤井肇、澤山智之、相坂忠一、感染症、21、93-97（1991）より抜粋引用〕。

サルモネラ食中毒の世界的流行

たとえば、イギリスでのサルモネラの分離状況を Cowden らの論文で見てみよう（図 2.5）。1984 年頃に鶏卵からのサルモネラ分離率の底がきて以来、再びサルモネラの分離率が急増に転じているのがわかる。しかも、たいへん注目される点は、図で黒く塗ったサルモネラ・エンテリティディスの 1986 年頃からの急増である。この急増がサルモネラの分離件数全体をおし上げているのがわかる。

アメリカでも同様の現象が見られており、ここ 10 年間でサルモネラ・エンテリティディス食中毒が約 6 倍増加している。

欧米諸国でサルモネラ・エンテリティディスの急増を憂慮した WHO は調

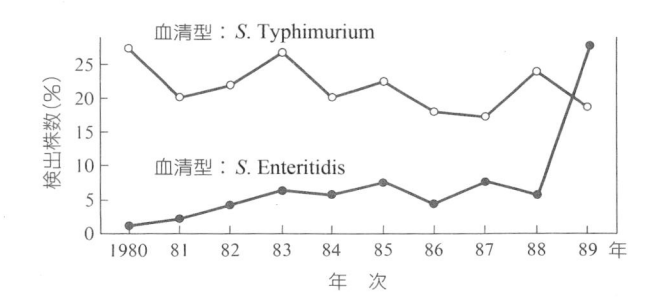

図2.6 わが国で分離される主要サルモネラ血清型（S. Typhimurium、S. Enteritidis）の年次別検出の推移

査に乗り出し、世界35か国で1979年と1987年でのサルモネラ・エンテリティディスの患者からの分離頻度を調べたところ、実に24か国でこの菌の検出率が高まっていることがわかった。そして、サルモネラ・エンテリティディスはパンデミックとよばれるような世界的規模で流行しつつあるとして、WHOは注意をよびかけた。

わが国でも急増するサルモネラ・エンテリティディス

では、わが国での発生状況はどうであろうか？　図2.6は、国内で発生したサルモネラ症から分離された主要なサルモネラ血清型の年次別検出率の推移である。1988年まではサルモネラ・ティフィムリウム（*Salmonella* Typhimurium：ネズミチフス菌）が最も頻度の高い原因菌であった。ところが1989年になるとこれが大きく変わり、サルモネラ・エンテリティディスが突然首位におどり出た。日本も本菌による世界流行（パンデミック）に巻き込まれた可能性があり、この傾向は、現在も続いている。

鶏卵のサルモネラ汚染が原因か

欧米でのサルモネラ・エンテリティディス感染事例の著増の理由について大規模な疫学的調査が成された。その結果でてきた解答は、サルモネラ・エ

ンテリティディスの鶏卵内汚染であった。

　これまでのサルモネラの感染源はブロイラー鶏肉が主要なものであった。たとえば、わが国の市販鶏肉のサルモネラ汚染率は約20-30％である。ところが、現在欧米で流行しているサルモネラ食中毒の調査結果によると、卵ないし卵製品が主たる（42-88％）感染ルートとして注目されだした。しかも、現在アメリカで発生しているサルモネラ・エンテリティディス食中毒の主要（77％）な原因は、卵殻の表面を消毒剤処理した"A"級の卵であることがわかってきた。よく知られているように、ニワトリの卵は総排泄孔といわれる直腸部分を通過しながら生み落とされるので、卵殻表面の細菌汚染（オン・エッグ）があるのは当然予見され、時に卵殻表面に鶏糞がついていることもあり、注意深く扱う必要性は多くの人に知られているところであろう。

　しかし、卵殻表面を消毒した"A"級の卵で食中毒を起こすのはなぜであろうか？　その理由は卵殻内つまり卵白内および卵黄内に直接サルモネラ・エンテリティディス汚染が起こっているためである（イン・エッグといわれる）。では、なぜそのようなことが起こるのであろうか？

サルモネラ・エンテリティディスはニワトリ卵管・卵巣に感染する

　ニワトリにサルモネラ感染をひき起こすサルモネラは、現在知られている約2,000種のサルモネラ血清型のうち約200種類に及ぶ。これらの中にはニワトリへの病原性が強く感染すると死にいたらしめるものや、そうでなくても感染鶏は弱って産卵しなくなる例が多い。

　しかし、サルモネラ・エンテリティディスに感染したニワトリは、この菌が卵巣や卵管を含めた全身に入り込みながらも、困ったことに感染鶏は産卵しつづけ、卵黄が形成される卵巣や卵白が形成されてゆく卵管などでサルモネラ菌の直接汚染を受け、排卵直前で卵殻が形成されるため、卵殻内汚染を起こすのである。

　ニワトリへのサルモネラの主要な伝播経路は、飼料、飼育環境および鶏卵伝播などが考えられている。とくに種鶏がサルモネラ保菌しておれば卵殻内

サルモネラ汚染をひき起こして、次代の多数のニワトリへ垂直伝播（親から子への伝播）し、感染が急拡大する可能性があり、公衆衛生上大きな問題となろう。平成2年度（1990）から農林水産省による「鶏衛生管理強化特別対策事業」が開始され、わが国でも卵殻内サルモネラ汚染対策が始められている。

ペットにも要注意：予防のために

　すでに述べたように、サルモネラ属菌は家畜のみならず、環境中にも広範囲に分布するほか、イヌ、ネコ、ミドリガメなどペット類が保菌して、これが感染源となることがある。一時ペットとして流行したミドリガメのサルモネラ保菌が問題となり、台所の調理場で飼育槽の汚水を洗い流して台所が汚染され、食中毒をひき起こした例も知られている。

　サルモネラ汚染度の高い食肉類や卵の取り扱いに注意し、十分に加熱してできるだけ早く食べるのが予防の基本である。生卵白を用いてつくられるメレンゲやムースは、近年サルモネラ属菌の卵白内汚染例が知られるようになっているので、とくに注意しなければならない。生菓子は加熱処理ができないので、サルモネラ属菌が卵白や卵黄に混入している可能性を常に考えて、食中毒発生をひき起こす菌量に達するのを防ぐために厳密な低温管理を行う必要がある。また、できるだけ早期に食べてしまう注意も重要である。

　消費者自身が卵殻内サルモネラ汚染があることを知り、正確な対応策を考えておくことも、予防対策上重要である。卵の調理に関するBaker（1990年）の実験成績をみてみよう（表2.4）。たとえば、ゆで卵を完全殺菌するためには7分間の加熱が必要で、冷蔵庫で保存された卵をゆで卵にした場合、4分間の加熱では卵黄部は約30℃にしか達しないといわれる。この温度では当然菌は死なない。とくに卵黄内に混入している菌は、卵黄のもつ菌の保護作用のために、種々な加熱調理に抵抗を示すことが多いので注意が必要である。

　以上述べてきたように、卵のサルモネラ汚染の問題は今後深刻化する可能性がある。しかし、わが国では現時点でサルモネラ・エンテリティディスの卵殻内汚染率はまだまだ低い（約1,000-10,000個に1個程度と推定される）。し

表2.4 *S.* Enteritidis 汚染鶏卵の各種調理法で必要とする殺菌時間

調理法	汚染菌数 (生菌数/ml)	殺菌に要する 時間/分	最終温度/℃
スクランブリング（煎り卵）	4.2×10^5	1	74
ポーチング（湯落とし卵）	3.2×10^4	5	75
ボイリング（ゆで卵）	5.9×10^4	7	75
目玉焼き	2.7×10^5		
蓋加熱		4	70
片面焼き		7	64
両面焼き		3 + 2	61

かも、新鮮な卵を使うかぎり混入している菌は発症量（数千〜数百万個、菌種によって異なる。幼児や高齢者では数個〜10数個での発症も有り得る）に達していないため、現時点ではむやみに恐れる心配はない。しかし、今後行政機関での監視は続けてゆくべきであろう。

臨床症状と治療

　臨床症状は、ティラミス食中毒事例でみたとおりである。あえて特徴をいえば、発熱が高頻度に見られる点であろう。ティラミス食中毒事例では見られなかったが、サルモネラ食中毒では、菌血症や敗血症さらに乳幼児では髄膜炎などの合併症が出現することがある。これはサルモネラ菌がチフス菌に似た腸管組織侵入能力をもっているからである。とくに宿主側に基礎疾患がある場合はこのような合併症に要注意である。

　治療は、多くは対症療法で経過を観察すれば回復するが、重篤な例では抗菌剤投与が必要である。ただし、抗菌剤の投与がかえって保菌状態をひき起こすともいわれているので安易な使用はひかえるべきである。ニューキノロン系抗菌剤が除菌効果を有しているといわれるが、最も問題となる小児への安全性がまだ認められていないので、必ずしも除菌は容易でない。感染源となりうるこの病後保菌状態をいかに制御するかが臨床上の一つの課題になっている。

5．腸炎ビブリオ ── わが国で誕生した食中毒

　食中毒原因菌はすでに述べてきたように多種多様であるが、わが国の研究者によって発見されたものは唯一これから述べる腸炎ビブリオである。以下本菌の発見の契機となった事例の概要をみてみよう。

大阪で発生したシラス干し食中毒事件 ── 腸炎ビブリオの誕生

　昭和25年（1950）10月21日、大阪府下の岸和田市、泉佐野市で大きな食中毒事件が発生して新聞紙上をにぎわせた。同年6月には朝鮮動乱が勃発し、第2次大戦の敗戦の爪跡がまだ色濃く残っていた時代でもあり、その社会不安を上塗りするように総患者数272人、死者20人に及ぶ食中毒事件が、残暑の厳しい秋口に発生したのである。

　大きな食中毒事件であったため大阪府の関係機関では直ちに原因追求を始めた。そして間もなく泉佐野市のO氏がつくって行商で売られたシラス干し（カタクチイワシの稚魚を塩ゆでにして半乾きにしたもの）が原因食であることが、聞き取り調査などから突き止められた。しかし、シラス干しの何がいけなかったのかについては諸説が入り乱れ、化学毒の混入説（食塩を亜硝酸ナトリウムと間違って使った可能性を報じた新聞もあった）、当時わが国に駐留したGHQの謀略説などが、まことしやかにささやかれた。

　一方で医学的見地からの原因追求が着実に進められた。大阪大学医学部法医学教室の大村得三教授は大阪府から死因調査の依頼を受け、8例の屍体解剖を行い食中毒の原因探索にあたった。いずれの事例でも消化管のカタルや充血の所見がみられたが、原因を特定できる病理学的特徴は得られなかった。もちろん亜硝酸ナトリウムをはじめ化学毒も検出されなかった。

　10月23日の朝、大村教授から大阪大学微生物病研究所にシラス干し、屍体材料（腸内容物）についての微生物検査の依頼があり、藤野恒三郎教授が細菌検査を担当した。

　藤野教授は、当時実施できたあらゆる細菌学的検査法を駆使して食中毒原

因菌を追究したが、既知の病原菌は検出できなかった。そこで、藤野教授は戦時中ビルマでペスト菌の検出に有用であった動物接種法の経験を思い出し、検体をモルモットやマウスの腹腔内へ投与した。その結果、マウスが数時間で死亡することがわかり、マウス腹腔内への継代接種実験が 24 日から 25 日にかけて夜を徹して実施された。そして、ついに血液寒天平板上に怪しい 2 種の異なった菌集落（コロニー）が出現した。昭和 25 年 10 月 26 日のことであった。片方の非溶血性の菌は既知の *Proteus morganii* で、もう一方の溶血性を示す菌が新種と考えられ、種々の性状に関する検討の結果、腸炎ビブリオと名付けられた。

かくして腸炎ビブリオは大阪で産声をあげたのである〔以上、三輪谷俊夫：腸炎ビブリオ —— 発見から命名まで ——、腸炎ビブリオ第Ⅲ集（1990）、p.2-9 より抜粋引用〕。

世界中で病気を起こす腸炎ビブリオ

毎年発表される厚生労働省の食中毒統計によると、腸炎ビブリオの発見以来、本菌は、わが国の食中毒原因菌の中で最も頻度の高い食中毒原因菌の 1 つとなっていた。全食中毒患者数（細菌性食中毒ばかりでなく化学物質や自然毒を含めた総数）に占める割合は 10-30％で、ここ数年を除き上位を占めていた。

このように腸炎ビブリオは国内で発生する食中毒の主要な原因菌であるが、それのみならず、筆者らが大阪空港検疫所と共同で海外からの帰国者の下痢（いわゆる旅行者下痢症）の原因菌を追究すると、毒素原性大腸菌、サルモネラ属菌と共に腸炎ビブリオが、旅行者下痢症の 3 大原因菌となっていることがわかった。多くの海外旅行者が感染して帰国することから、本菌はわが国にのみ存在する特殊な菌ではなく、世界的に分布する病原菌であると想像される。実際、これまでに腸炎ビブリオが分離されたという報告は、表 2.5 に示すように全世界に及んでいる。日本の工業製品が世界に広がっているのに似て、わが国で誕生した腸炎ビブリオが、世界に侵攻（？）しているといえる（実際にはもともとそれらの国に存在した菌であるが）。1996 年に腸炎ビブリ

表 2.5　世界における腸炎ビブリオの分離報告例

(a) 環境からの分離例	韓国、タイ、インドネシア、ベトナム、中国、インド、イラン、ソ連、オーストラリア、オランダ、イングランド、デンマーク、ドイツ、イタリア、スコットランド、スペイン、トルコ、ユーゴスラビア、ギリシア、バルト海、北海、地中海、黒海、アフリカ（トーゴ、マダガスカル）、カナダ、パナマ、アメリカ（含ハワイ）、ペルー、日本
(b) 腸炎ビブリオ感染事例	台湾、韓国、ベトナム、マレーシア、インド、バングラデシュ、タイ、インドネシア、シンガポール、グアム、ニュージーランド、パナマ、ソ連、デンマーク、イギリス、アメリカ、カナダ、アフリカ、日本

オのO3K6血清型菌が食中毒の原因菌として分離頻度が急に上昇し、全分離株の半数以上を占めることもしばしばで、やがてこの血清型の菌は世界中から分離され出し、パンデミックの様相を呈して、注目される。なお、この約10年前に分離されたO3K6株は、従来から指摘されてきたTDHという病原因子ではなくTDHに似るが60％程度の類似度で、TRHと名付けられた新しい毒素を産生することが明らかになっている（後述）。

海に住む腸炎ビブリオ

　腸炎ビブリオの大きな特徴は、食塩を好む好塩性という性質である。実際、3％前後の食塩を含む塩水が腸炎ビブリオにとって好都合な生活の場であり、腸炎ビブリオは海産魚介類（とくに近海産）に付着していることが知られている。したがって、海産魚介類が原因で食中毒が発生する例が多い。ただし、他の食中毒原因菌と同じく、未調理魚介類で汚染されたまな板、包丁、手などを介して卵焼きなどの調理済み食品を二次汚染させ、その結果として海産魚介類以外の食品が原因食となることも多いので、注意を要する。

　わが国における腸炎ビブリオ食中毒は、ふつう夏季に多発し、冬季の発生はあまりない。この理由の一つは、日本近海の水温が15℃以下では本菌はほとんど検出されないが、逆に15℃以上となると急に増殖をはじめ、魚介類汚染が急速に進むためであると考えられる。もちろん、夏季の高い室温下では、魚介類に付着した腸炎ビブリオが猛烈に増殖する（腸炎ビブリオの増殖速度は食中毒菌の中でもずば抜けて速い）のも、夏季に腸炎ビブリオ食中毒が多い理

由の一つである。日本人は、海産魚介類を好んで食べ、しかも生で食べる珍しい人種であることも理由の一つで、本菌による食中毒がわが国でとくに多く、このことが腸炎ビブリオという菌を世界に先駆けて発見できるチャンスとなったのは皮肉でもある。

腸炎ビブリオはどのようにして病気を起こすか？

　腸炎ビブリオをウサギやヒト赤血球を加えた特殊な血液寒天平板（我妻培地）上に増殖させると、血液を溶かす（溶血させる）菌と溶かさない菌の二つに大別される。この現象は、発見した神奈川県衛生研究所にちなんで"神奈川現象"とよばれる。

　たいへんおもしろいことに、患者の下痢便から分離される腸炎ビブリオは主として神奈川現象陽性菌（つまり溶血活性をもった菌）であるのに対し、海水や魚介類から分離される菌のほとんどは神奈川現象陰性菌であることがわかり、神奈川現象をひき起こす物質こそ、病気の直接的な原因であろうと推察された。多くの研究の結果、この原因として耐熱性溶血毒（TDH）と名付けられたタンパク質性の毒素がうかび上がってきた。また最近筆者らは、TDHとアミノ酸配列上約60-70％の類似性を示す新しい溶血毒TRH（TDH-related hemolysin）を見出した。

　これらのTDH/TRHを精製単離して調べると、これらの毒素は、①溶血活性や細胞破壊作用、②実験用小動物に対する致死作用（心臓の拍動を止めることにより動物を死亡させるという特異な作用によることがわかっている）、③エンテロトキシン様作用（腸管に液体貯留をひき起こす作用、下痢をひき起こす作用）、などの毒作用を有していることが明らかになってきている。

　さらに、TDH/TRHのような毒素と共に菌が腸管粘膜上皮細胞に付着するための装置（定着因子といわれる）が、病気を起こす上で必須であることがいろいろな菌で最近わかってきた。腸炎ビブリオの定着因子の研究はまだ充分とはいえないが、最近、赤血球凝集素（cHAと名付けられた）が腸炎ビブリオの定着にかかわっている可能性が明かになってきている。

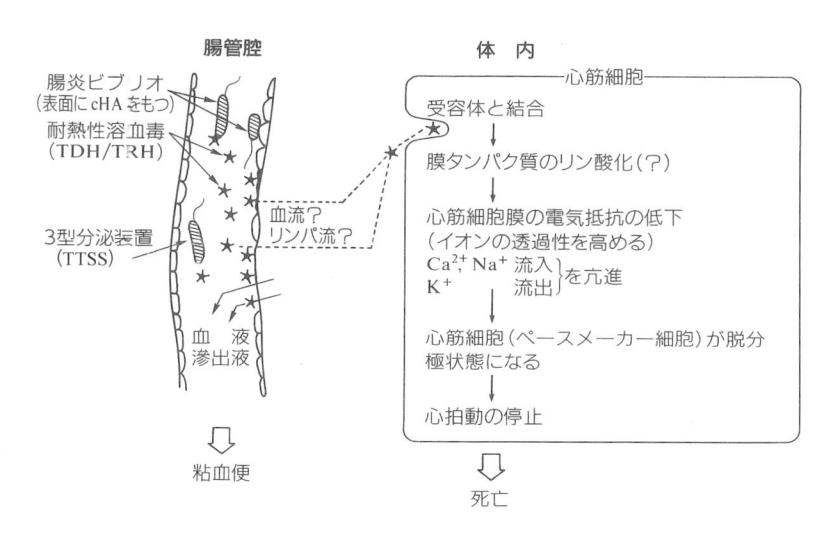

5．腸炎ビブリオ——わが国で誕生した食中毒

図 2.7　腸炎ビブリオ胃腸炎（食中毒）時における TDH/TRH の役割

　また、本菌のゲノム解析で分かってきたことであるが、腸炎ビブリオが3型分泌装置（TTSS）を2セット持ち、これらを用いてエフェクター分子を腸管上皮細胞へ注入することで、下痢を引き起こしていることが明らかになってきている。

　このような研究成果をもとに、腸炎ビブリオの発生病態を考えると、図2.7のようになろう。まず腸炎ビブリオの混入した海産魚介類あるいはその二次汚染食品を経口摂取（10^7-10^9個以上の菌の摂取が発症に必要といわれている）すると、この菌の一部が胃酸に耐え胃を通過して小腸に到達し、おそらく、赤血球凝集素を介して腸管粘膜上皮に付着・定着する。この定着した菌が増殖し、その過程でTDH/TRHという毒素を産生する。この毒素（あるいはTTSSで分泌されるエフェクター分子）が細胞破壊作用をもっているので、腸管上皮細胞を壊すため、腸管内に粘液や血液を漏出させて腸炎ビブリオ食中毒症状の一つの特徴である粘血便をひき起こす。また、これらの毒素はエンテロトキシン様活性を有しており、下痢も起こす。

55

一方、この壊れた上皮細胞を通じて、TDH/TRH は体内（血中）に侵入し、本毒素の感受性の高い心筋細胞に作用してその拍動を止める結果、まれなケースであるが腸炎ビブリオ食中毒患者を死にいたらしめると考えられる。

なお、腸炎ビブリオに特徴的と考えられてきた TDH/TRH 毒素に類似した毒素を、やはり食中毒原因菌である *Vibrio cholerae non*-O1（ナグビブリオ；2.6節参照）や *Vibrio mimicus* なども産生することがわかってきて、多くの腸管病原菌の病原性発現に、TDH/TRH 様毒素が重要な役割を発揮している可能性がある。

腸炎ビブリオ食中毒は予防できるか

まず、腸炎ビブリオ食中毒を起こすためには 10^7-10^9 個もの菌を摂取することが必要である。これ以下の菌量の摂取では、食べても胃酸で死滅したり、私たちの腸管内に常在する正常細菌叢に外来菌である腸炎ビブリオの定着を阻まれたりするために、発症にいたらないと考えられる。したがって、腸炎ビブリオ食中毒予防の基本は、他の多くの感染性食中毒原因菌の場合と同様に発症量以上の大量の菌を摂食しないことである。ではどうするか？

細菌性食中毒一般にいえることであるが、食中毒予防の第一歩は、食品の微生物汚染を防止することにある。しかし、すでに述べたように腸炎ビブリオは海水中に生息し魚介類に付着しているので、魚介類から完全に腸炎ビブリオを排除することはほとんど不可能といえる。したがって、魚介類の捕獲から消費に至るまでの流通機構（特に低温での輸送、保管）での徹底した衛生管理の努力を行い、流通過程での食品中での腸炎ビブリオの増殖を抑える必要がある。

このような流通過程で指導は最近かなりゆきわたってきているものの、消費者の段階での不注意があった場合には、やはり食中毒が発生する。したがって、①調理場での二次汚染の防止、②加工済み食品は菌が増殖する以前にできるだけ早く食べること、などの食中毒予防の基本を守ることが腸炎ビブリオ食中毒の予防にとっても重要である。

6. ナグビブリオ ── コレラ菌の兄弟

菌名の由来

おそらくあまり馴染みのない菌名と思われるが、ビブリオという名がついていることからもわかるようにビブリオ属菌の一つで、わが国の食中毒の王者である腸炎ビブリオの仲間の一つである。しかし、この菌にはもっと分類学上近縁の菌が存在する。

ナグビブリオという菌名は実は通称名で、学術用語では *Vibrio cholerae* non-O1 が正しい名前で、これを知ると、この菌は、3類感染症であるコレラの原因菌として有名な *Vibrio cholerae* O1（コレラ菌）に近縁の菌であることがわかる。

では、コレラ菌とナグビブリオはどう違うか？　菌の分類は、形態や生化学試験など種々の検査を行った成績をもとになされる。ところが、これらの検査のみでは区別（細分）することができない場合がある。このような場合、抗原抗体反応を利用した免疫血清学的手法で細分することが多い。

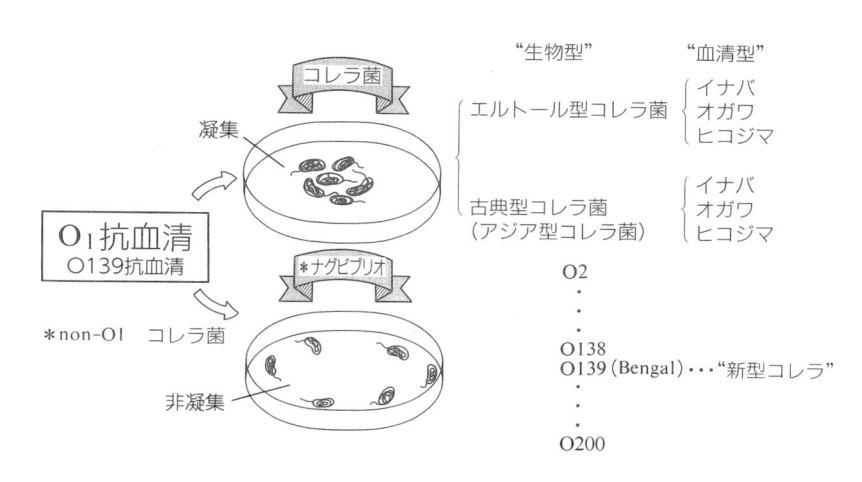

図 2.8　コレラ菌と NAG ビブリオ

実はナグビブリオとコレラ菌は唯一免疫血清学的に異なるのであって、そのほかの性状では区別しえないほど類似しているのである。コレラ菌は抗O1血清という抗体に反応して凝集反応をひき起こすのに対して、ナグビブリオは抗O1血清には凝集しない（図2.8）ので、non-agglutinable（非凝集）なコレラ菌であるという言葉からNAG（ナグ）ビブリオとよばれるようになったのである。

ナグビブリオによる食中毒事例

昭和53年（1978）7月31日、長野県軽井沢町のK病院から所轄保健所へ、食中毒の疑いのある患者を診察、治療中との第一報から、本食中毒事例が始まった。直ちに行政的対応がとられ、聞き取り調査と原因菌調査のための検体の採取などがすすめられた。

いずれの発症者もK荘の宿泊客であることから、K荘での食事による食中毒であることはすぐに判明した。

摂食者計135名中、発病者は18名で、発病率13.3%であった。別メニューであった7月30日以前の宿泊客（35名）には発症者がいなかったことから、7月30日の夕食が原因食と疑われた。

幸いにして食品衛生法で決められている検食が冷蔵保存されてあったので、夕食材料（マグロのサシミ、中華風酢の物、マスのムニエル、ゆでそば、ローストチキン、カニコロッケ、スパゲッティー、漬物）中の食中毒原因菌が検索された。一方で、当然患者9名の下痢便および従業員32名について検便が実施された。その結果、患者便9検体中8検体からナグビブリオ（正確には *Vibrio cholerae* 血清型6）が検出された。

夕食の摂食状況の聞き取り調査からは原因食の特定は困難であったが、サシミおよびローストチキンから、患者から分離されたのと同じタイプのナグビブリオが検出された。そして、調理の状況から、本事例の感染源はサシミと考えられ、ローストチキンは二次汚染の結果であると考えられた。

主要症状は、腹痛（全例でみられた）、1-6回の水様性下痢（18人中17名）、

37.1-37.8℃の軽い発熱（18例中12例）、1-3回の嘔吐（18例中9例）、悪感（18例中7名）であった。幸いにして死亡例はなかった。

この事例は、わが国でのナグビブリオによるはじめての集団発生事例であった〔村松紘一、和田正道、小林正人、島田俊雄、坂崎利一、感染症学雑誌、55、1-6（1981）より抜粋引用〕。

なお、これらの事例の発生をふまえて、昭和57年（1982）に厚生省がナグビブリオを新たに食中毒原因菌の一つに指定した。

多彩なナグビブリオ食中毒症状

ナグビブリオ食中毒の潜伏時間は18時間前後で、症状としては、下痢、吐き気、嘔吐、腹痛、発熱など他の原因菌によってみられる一般的（非特異的）な急性胃腸炎症状が主体である。

ナグビブリオはコレラ菌と兄弟といえるほど類似しているのにもかかわらず、コレラではごくまれにしか見られない発熱がみられること、また同じ下痢といってもコレラでは激しい水様性（米のとぎ汁様）下痢が特徴的なのに対して、ナグビブリオによる下痢は、水様性下痢もみられるが粘液便、血便、粘血便のことも多いなど、ナグビブリオ食中毒でみられる症状はたいへん多彩であることが一つの特徴といえる。

この多彩な症状が出現する理由は、ナグビブリオが多様な病原因子を産生することによると考えられている。たとえば、コレラ毒素、エルトール型溶血毒、腸炎ビブリオTDH様溶血毒、赤血球凝集作用を有するプロテアーゼ、毒素原性大腸菌STエンテロトキシン様毒素（NAG-STとよばれる）などで、これらの病原因子産生能が各菌で異なるため、その組合せが多彩な症状になると考えられている。たとえば、コレラ毒素を産生するのはごく一部のナグビブリオであるが、このようなナグビブリオに感染するとコレラとかわらないような激しい下痢をひき起こすことがある。たとえば、1960年にスーダンの一つの井戸が感染源となってコレラ毒素産生性のナグビブリオによる集団食中毒（約600名）が発生し激しい下痢による脱水から100名以上の死者が出

た例があった。ナグビブリオではこのように食中毒タイプの集団発生は有ったものの、他地域への流行には発展しなかった。

しかし、1992年10月にインドで発生したナグビブリオ（O139ベンガル型コレラ菌と名付けられた）は、またたく間にインド全土、バングラディシュさらには東南アジア諸国に拡がり、これまでのナグビブリオにはない世界流行をおこしつつあり、「新型コレラ」として注目されている。したがって、現在はコレラ菌のうちコレラ毒素を産生するO1あるいはO139血清型を有するものを3類感染症に分類されるコレラとし、O1、O139以外の血清型を有するものをナグビブリオ（non-O1/non-O139 Vibrios）と総称する。

なお、まれではあるが糖尿病や肝硬変など基礎疾患がある場合には、ナグビブリオは腸管内にとどまらず血液中に入る（敗血症といわれる）こともあり、この場合も重篤になるので注意が必要である。

河口に棲息するナグビブリオ

ナグビブリオはコレラ菌の兄弟ともいえる菌なので、コレラ菌の棲息する所には必ずナグビブリオが棲息すると考えてよい。しかし、逆は必ずしも真ならずで、ナグビブリオはコレラ菌より広い分布域をもっている。

ナグビブリオは海水と真水の混ざり合う河口付近（汽水域といわれる）に棲息する。発展途上国の汽水域のみならず、わが国の都市部のかなりの河川がナグビブリオで汚染されていることがわかってき、ナグビブリオはわが国にもはや常在する食中毒原因菌ととらえる研究者が多く、今後警戒しなけらばならない。

現在のところ、ナグビブリオ食中毒の原因は輸入生鮮食品であることが多いが、日本の沿岸や汽水域のナグビブリオ汚染が進んでいるので、国内産の魚介類による食中毒の可能性も考えて対応する必要があると考えられる。

なお、本菌は加熱に弱く加熱直後に食べる限り食中毒は起こらないといえる。また、症状もO139コレラ菌の場合を除いて一般的には比較的軽く、対症療法での対応で2-3日の経過で治癒することが多い。

7. 腸管出血性大腸菌
―― 先進国に多い新型食中毒、病原大腸菌 O157

ヒトに腸管感染症をひき起こす大腸菌は5種類知られているが、本菌が食中毒原因菌として発見されたのは1982年のことで、アメリカでの食中毒事例が契機となった。したがって、現在指定されている食中毒原因菌としては最も新しい菌の一つである。

一般に、大腸菌は正常な人の大腸にすむ常在菌で、異所性に胆嚢や膀胱に迷入して胆嚢炎や膀胱炎を起こすほかは、とくに病原性をもたないのがふつうである。しかし、一部の大腸菌は特殊な病原因子産生能を有するようになり、下痢原因となる一群の大腸菌が見出されてきた。これらは同じ大腸菌でありながら病気を起こすメカニズムが異なっているので、ふつう5種の生物型に分類されている（表2.6）。

ここでは腸管出血性大腸菌（EHEC）による食中毒事例について、アメリカの事例とわが国の事例を供覧する。

表2.6 腸管病原性大腸菌（下痢原性大腸菌）の種類と特徴

原因菌	病原因子と発症機序	主要症状
腸管病原性大腸菌（狭義） enteropathogenic *E. coli* （EPEC）	BFP, Intimin：HEp-2細胞付着性→アクチンのリン酸化（attaching and effacing ［A/E］付着）	下痢、発熱腹痛、悪心・嘔吐（非特異症状）
腸管組織侵入性大腸菌 enteroinvasive *E. coli* （EIEC）	侵入因子→M細胞への侵入・上皮細胞破壊	下痢（粘血便）、発熱、嘔気、腹痛、嘔吐
毒素原性大腸菌 enterotoxigenic *E. coli* （ETEC）	毒素： ・LT→アデニル酸シクラーゼの活性化 ・ST→グアニル酸シクラーゼの活性化 定着因子：CFA/I-IV など	下痢（水様性）、腹痛、発熱、嘔気
腸管出血性大腸菌 enterohaemorrhagic *E. coli* （EHEC = VTEC）	毒素：VT1、VT2→タンパク質合成阻害作用 定着因子：A/E 付着（Intimin, Tir）	血便、腹痛、嘔気、嘔吐、発熱／HUS、脳症
腸管凝集付着性大腸菌 enteroaggregative *E. coli* （EAggEC）	AAF/I：HEp-2細胞付着性→attaching and effacing 付着 ST様毒素（EAST1）	EPECの症状に類似（遅延性下痢が多い）

腸管出血性大腸菌食中毒はハンバーガーではじまった

　アメリカ西部のオレゴン州と中部のミシガン州で、同じチェーン店のハンバーガー・レストランで購入したハンバーガーを食べた人たちが相ついで特異な食中毒症状を呈した。この中毒は1982年の2月から5月にかけて集団発生した。まず2月5日から3月15日にかけてオレゴン州でハンバーガーを買った8歳から76歳までの男性16人、女性10人の計26人が相ついで発症した。ついで、ミシガン州で5月28日から6月27日までの間に4歳から58歳までの計21人が同様の食中毒を発症した。これらを総計すると47名の患者が出て、33名（70％）が入院治療を受けた。

　症状は強い腹痛と最初は水様性の下痢でその後肉眼的な鮮血便となる症例が多かった。発熱はほとんどの例で認められなかった。この鮮血便は本症に特徴的で、"all blood and no stool" と表現されたように（1.4節、「血便とは」を参照）、まるで血液そのもののような便であった。食中毒でこのような症状をみるのはごくまれで、EHECによる食中毒を疑わせる重要なサインである。

　原因となる微生物の追求がなされたが、既知の病原菌は見出されず、唯一大腸菌O157：H7という特殊な血清型の大腸菌が見出された。この菌による食中毒の症状は、臨床的にそれまで知られていた "hemorrhagic colitis：出血性大腸炎" に近い病態と考えられたので、腸管出血性大腸菌（EHEC）と名付けられたのである。原因食品としてハンバーガー用の肉が同定された。

　以上が、腸管出血性大腸菌が食中毒を起こしうる下痢原性大腸菌の一つとして最初に報告された内容で、1983年のことであった〔L.W. Riley *et al.*, *N. Eng. J. Med.*, 308: 681-685（1983）より抜粋引用〕。

わが国で死者を出した腸管出血性大腸菌食中毒事例
―― 埼玉県S幼稚園における事例 ――

　まず、本事例についての新聞報道の見出しをみてみよう。
　「園児ら集団感染、2人死亡――55人発症
　　5人重症、井戸水に病原菌？」

7. 腸管出血性大腸菌 ── 先進国に多い新型食中毒、病原大腸菌O157

これが平成2年（1990）10月19日付の読売新聞の見出しで、大きく一面紙上に取り上げられた。続いて

「園児の集団下痢 ── 原因は大腸菌と断定」

「井戸水・3年前に飲用不適切」（10月20日付けの同新聞）

と報じられ、ショッキングな食中毒事例として大きな関心を集めた。ここで、専門的な報告をもとにもう少し詳細にみてみよう。

本事例の第一報は、10月18日16時頃、県立小児医療センターから所在地を管轄する春日郡保健所への「S幼稚園から下痢症の園児5名が入院し、10月17日に1名、18日に1名計2名が死亡した」であった。直ちに県衛生保健所予防課にも伝えられ、行政的な対応が開始された。聞き取り調査などの結果、次のようなことが判明していった。

①S幼稚園では10月8日頃から下痢、粘血便などの症状で園児が欠席しはじめていた。②10月10日に運動会があり、12-13日に急に欠席者が増加した。③10月18日には欠席者が22名（総園児182名）に達し、翌19日から休園した。④埼玉県立小児医療センターに5名の園児が入院し、うち2名が死亡した。⑤浦和市立病院にも関係者8名が入院している。⑥入院患者の主症状は下痢、粘血便である。⑦入院患者のうち重症者は、HUS（溶血性尿毒症症候群といわれ、溶血、発熱、尿毒症をひき起こす症状）や脳（炎）症を合併している。

以上のことから、集団感染例であることは明らかなので、水および食事内容についての本格的な調査が10月19日以降開始された。

まず給食についてであるが、同園は4業者から給食の納入を受けていた。ところが、これらの業者はほかの幼稚園にも納入しているにもかかわらず、他施設では集団発生が起こっていないことから、集団発生の原因として給食は考えにくいと判断された。一方、同園は井戸水を使用していることが判明したので、この水の検査をしたところ、患者から分離されたのと同じ腸管出血

性大腸菌であるO157：H7（VT2産生菌；次項参照）が検出され、井戸水を介した水系感染事例と考えられた。

井戸水がなぜこのような菌に汚染を受けたかの調査もなされた。その結果、初発患者（保菌者？）によってトイレに排出されたO157：H7大腸菌が浄化槽を通って汚水タンクに入り、ここから漏れて土中に入り、近くにあった井戸水に染み込んで井戸水を汚染し、この井戸水を飲んだ園児に次つぎ感染が広がったと考えられた。

結局、本事例では有症者は251名（園児133名、家族111名、職員4名、その他3名）に及び、入院を要した者は死亡2名を含め48名（園児38名、家族7名、その他3名）という大きな食中毒事件となって、社会的に大きな不安を生んだ〔鈴木忠義、公衆衛生情報、21（3月号）：39-47（1991）より抜粋引用〕。

このO157食中毒については、1996年夏に日本各地で同時多発した、学童の食中毒のことは忘れられない。特に大阪堺市の小学校での学校給食が原因と考えられる集団食中毒では約10,000名の患者を出し、3名の死者を出した記憶は、容易に記憶から消え去るものではない。原因追究が必死で行われたが、カイワレ大根の本菌による汚染が疑われたものの、結論とはならないまま終息した。その後の事例解析などで、O157の他にO111やO26、O104なども同様の病気を引き起こすこと、ウシの保菌率が高いことなどが明らかになってきている。本菌食中毒の原因食となりやすいユッケや牛生レバーの摂食制限や厳しい取り扱い規程が定められている。

特異なベロ毒素

腸管出血性大腸菌による特徴的な症状は、上記事例でも見られるように出血性大腸炎による血便（鮮血様のことが多い）である。

ではなぜこのような症状が出るのであろうか？

血便をひき起こす疾患としては古くから赤痢（赤い下痢という意味）が知られている。この赤痢を起こす赤痢菌は、菌が腸管（主として大腸）上皮細胞内

7. 腸管出血性大腸菌 ── 先進国に多い新型食中毒、病原大腸菌O157

に侵入して病気を起こすことが知られている。さらに興味深いことに、腸管出血性大腸菌が起こすDICやHUSさらに脳炎症状などは、赤痢菌が起こす疫痢という病態に似ている。

そこで腸管出血性大腸菌が赤痢菌と同じように細胞侵入性を有するのではないかと調べられたが、否定的であった。

しかし、外れるとも遠からずで、赤痢菌（のうち志賀菌）が産生する志賀毒素というタンパク毒素の産生性を腸管出血性大腸菌について調べると、まったく同一の毒素を産生していることがわかった。この赤痢菌が出す毒素は志賀毒素といわれるが、この毒素の活性はふつうベロ細胞というサルの腎臓由来の細胞への致死作用を調べることで検出されるので、ベロ毒素（Vero toxin: VTあるいはShiga toxin（Stx））ともよばれる。

VTは、コレラ菌の産生するコレラ毒素と同じように、A（毒作用を担う）およびB（毒素を細胞に結合させる作用を担う）の2種類のサブユニットから構成される。

その後、互いに類似する構造を有するが、抗原性の異なる2種類の毒素があることが知られ、VT1およびVT2とよばれるようになった。1982年のハンバーガー食中毒事件で分離された菌はVT1を産生し、埼玉で2名の死者を出した事例から見出された菌株からはVT2の産生が認められている。

ベロ毒素はどのようにして細胞を殺すのであろうか？　VTはまずBサブユニットで標的細胞表面であるグロボトリオースセラミド（Gb3）をレセプターとして結合する。結合の結果、細胞はこの毒素を細胞内に取り込み、毒作用の担い手であるAサブユニットが細胞質に移動し、細胞内のタンパク質の合成工場であるリボソーム上のRNA（核酸）に作用してアデニン1個を切り離してしまうため、生命維持に必要なタンパク質合成が阻害され、細胞を死滅させると考えられている。

この現象が腸管上皮細胞で起これば、当然上皮細胞が死滅して壊れ、腸管出血→血便が起こると推察されている。

恐い溶血性尿毒症症候群（HUS）の併発

　いわゆる HUS といわれる病態は、1955 年に Gasser らにより報告された症候群で、①腎不全（尿毒症）、②血小板減少症、③溶血性貧血を 3 主徴とする疾患である。今日では透析などの治療技術が進歩し死亡例はかなり少なくなったが、かつては死亡率が 50% に及ぶ時期もあった。

　この HUS の原因には、これまで遺伝、薬の副作用、化学物質、毒、感染症説など種々な原因説があった。

　感染説の中にもいろいろな説があったが、志賀赤痢菌（とくに 1 型）感染時に HUS が合併するという、かなり確度の高い報告が 1970 年代後半に相ついでなされた。一方、1983 年に腸管出血性大腸菌が見出され、HUS を併発する症例が見られる報告が相ついだ。たとえば、老人ホームで集団発生した腸管出血性大腸菌感染者 55 例中 12 例（22%）が HUS を発症し、このうち 11 例が死亡した事例の報告がある。逆に、HUS 患者 40 例中の 24 例（60%）から腸管出血性大腸菌感染が証明された例もある。

　このようなことから、腸管出血性大腸菌（あるいは志賀赤痢菌）感染、直接的にはおそらく VT 毒素が、HUS 発生に関与していると考えられるにいたっている。ただし、VT がどのようにして HUS をひき起こすかについては、VT の血管内上皮細胞障害説やエンドトキシンとの共同犯人説、さらに腎尿細管障害説や腫瘍破壊因子（TNF）との協調説などがあるが、不明な点がまだ多く残っている。

　本症によりまれに引き起こされる脳症が死亡の原因として重複する考えもある。

　なお腸管出血性大腸菌感染時には、HUS のほかに血小板減少性紫斑、溶血性貧血、腎障害、神経症状、発熱などを主徴とする HUS 類似疾患である血栓性血小板減少性紫斑病の併発事例も報告されている。また、ベロ毒素産生性の大腸菌がヒト以外にもブタの浮腫病をひき起こすことも知られている。

　いずれにしても、埼玉での園児感染事例で 2 名の死者を出したように、腸管出血性大腸菌感染時に起こる HUS のような合併症は重篤なものなので、そ

の発現に注意し、適切な医療を受けなけらばならない。

腸管出血性大腸菌はどこからくるか

　腸管出血性大腸菌が発見された原因食はハンバーガーの肉であったことからも推察されるように、この菌は主として牛やブタなど家畜から分離されることが多い。最近（2005年）のわが国の調査報告では、ウシの直腸便で10.7％、体表面で6.6％、唾液で0.6％と反芻動物、中でもウシでO157の高い保菌率が報告されている。米国では、各農場による差が大きいが0.2％から60.4％の保菌率が報告されている。

　したがって、これまでの腸管出血性大腸菌による食中毒の原因食として、ハンバーガー、サンドウィッチ、ミルクなどが多いこともうなずける。もちろん埼玉での事故のように、患者糞便あるいは感染動物の糞便汚染→水→ヒトとつながる可能性もあり、この感染ルートも注意すべきである。

　このように牛肉の汚染が感染源として重要なことが明らかになり、特にユッケ、牛なまレバーの危険性が指摘されている。近年、これらの食材の生食には厳しい規格が制定された。

　もう一つはヒトからヒトへ直接伝染（少量の菌で感染が成立）する可能性で、病院内で次つぎ発症した例（このような例は院内感染といわれる）も知られているので、二次感染にも警戒すべきであろう。

8．毒素原性大腸菌 ── 海外旅行者下痢症の主役

　大腸菌は健康な人の腸管内に常在する菌なので、現在では小学生でも知っているぐらいで、最も身近な菌の一つであろう。この大腸菌は1885年に乳児の便の中で最も多い菌としてエシェリッヒ（Escherich, 1857-1911）によって発見された。

　現在では、腸管内の最優勢菌は大腸菌ではなく嫌気性菌であることが知られているが、当時としては大発見の一つであったといえよう。

ところで"大腸菌"とは、一般に汚いものの代名詞のような使い方がされている。しかし、大腸菌は、私たちと共棲し、腸管内でビタミンをつくったり、消化を助けたりしているぐらいで、決して大腸菌自体が汚いのではない。ただ、たとえば井戸水から大腸菌がみつかれば、その井戸水がヒトを含めた動物の糞便で汚染されていることを意味するので、検査しやすいこの大腸菌を、きれいか汚いかを判定する指標として使われているのは事実である。そういう意味では、大腸菌の"汚い"というイメージはある程度あたっているわけでもある。

では、大腸菌はまったく無害であるかというと必ずしもそうではない。たしかに大腸菌が腸管内にとどまる限り無害である。しかし、この大腸菌が腸管外に異所性(本来の腸管以外の臓器)に、たとえば胆嚢や膀胱に迷入すると病気を起こし、胆嚢炎や膀胱炎の原因になる。これは自分が体の中(腸管)にもっていた大腸菌による感染であるので、内因性感染といわれる。

これに対して、本来の生息の場である腸管の中でも病気をひき起こす大腸菌がいることがしだいにわかってきた。たとえていえば、大多数のヒト(大腸菌)は善良であるが、ときどき泥棒やスリをする人がいるのに似ている。この腸管内で病気を起こす大腸菌は、下痢原性大腸菌(あるいは腸管病原大腸菌)と総称され、五つのカテゴリーに分類できる(前出の表2.6参照)。その一つが毒素原性大腸菌である。

毒素原性大腸菌による食中毒事例

昭和58年(1983)9月12日から同月17日にかけて、岡山市を中心とする2市4郡で、総計721人に集団食中毒症状が出現した。聞き取り調査などの結果、いずれの患者も同一の弁当販売業者(A社)の昼食用弁当を食べていることから、原因食は9月12日と13日に調理された給食弁当であることがわかった。A社の弁当は、342の会社や事業所に配布されており、1,789名が摂食した。このうち207施設の721名が発症した。潜伏時間は早いもので6時間、平均では32.6時間であった。主要症状は、下痢(94.9%)、腹痛(90.8

%)、発熱（50%弱で、39℃前後の高熱を呈したものは約2%にすぎなかった）で、嘔吐、吐き気、頭痛などは約30%の発現率であった。臥床を要したものは187名（25.9%）にみられたが、いずれも数日で軽快して死亡者はゼロであった〔井上正道、中嶋洋、石田立夫：毒素原性大腸菌による集団食中毒、感染症、15：196-198（1985）より抜粋引用〕。

旅行者下痢症の主役

ところで"毒素原性"大腸菌という菌の名前であるが、これはエンテロトキシンという毒素を産生することによって病気が起こることに由来する。本菌の発見の糸口は、1956年にインドのDeらが、コレラ様の下痢患者から分離した大腸菌がコレラ菌のエンテロトキシンに類似毒素を産生することを見出したことに始まる。その後、この毒素原性大腸菌は、次に詳しく述べるが、コレラ毒素に酷似する易熱性エンテロトキシン（通常LTと略称される）あるいはユニークな熱に強いペプチド性の毒素（耐熱性エンテロトキシン：STと略称される）のいずれか一方または両方を産生することが明らかになった（表2.6および表2.7）。

大腸菌でありながら、コレラ菌の出す毒素にそっくりな毒素（LT）を出すことがわかり、学問的にはたいへん興味深い。最近の分子遺伝学的な解析成績によると、大腸菌のLTとコレラ毒素の間には共通の祖先があり、両者は1億3千年も前に分離していったと考えられている。

本菌の重要性がわが国で認識されだしたのはいわゆる旅行者下痢症の原因菌としてであった。たとえば筆者らは大阪空港検疫所との共同研究で、旅行者下痢症の原因菌調査を1979年から約20年続けてきたが、毒素原性大腸菌は常に最も頻度の高い旅行者下痢症の原因菌であった。その後の調査で、わが国でも本菌による（散発性）下痢症患者が海外旅行とは無関係に発生していることや、上述のような集団食中毒の原因菌としての重要性もしだいに認識されてきた。

表 2.7　毒素原性大腸菌の産出する LT と ST の比較

性状	LT（heat-labile enterotoxin：易熱性エンテロトキシン）	ST（heat-stable enterotoxin：耐熱性エンテロトキシン）
熱に対して	弱い（60℃、10分で失活）	強い（100℃、30分処理に耐える）
構造	A＋5 B（タンパク質）	ペプチド
分子量	約 80,000	約 2,000
レセプター	GM_1 ガングリオシド	グアニル酸シクラーゼ C
作用	アデニル酸シクラーゼの活性化→cAMP の上昇作用	グアニル酸シクラーゼの活性化→cGMP の上昇作用
類似毒素	コレラ毒素（コレラ菌）、カンピロバクター毒素、サルモネラ毒素	エルシニア・エンテロコリチカ ST（Y-ST）、ナグビブリオ ST（NAG-ST）など

LT と ST：2 種類のエンテロトキシン

　毒素原性大腸菌の産生する ST と LT 毒素は、いまではいわゆるエンテロトキシンのプロトタイプとなるほど典型的なものなので、少し詳しく述べてみる。表 2.7 に両毒素の諸性状を示した。

　両毒素は毒素自体の構造や作用点などいろいろな点で異なるが、あえて共通な部分をさがすと、両毒素とも私たちの体を構成する細胞機能を発揮する上で重要な二次メッセンジャーといわれるアデニル酸シクラーゼやグアニル酸シクラーゼといわれる酵素を活性化させて下痢をひき起こす点である。

　LT も ST も腸管上皮細胞に作用するわけであるが、細胞を TDH（溶血毒）のように壊したり、ベロ毒素のように細胞が生きてゆく上で必須なタンパク質の合成を阻害して細胞を殺してしまうことはなく、細胞に"偽"の情報を伝え、どんどん体から腸管の中にクロルイオン（Cl^-）と水を運び出す作用を発揮する。したがって、ST や LT による下痢はコレラ様の水様性下痢で、血便などはみられないのである。

　なお、ST に類似したエンテロトキシンは単に毒素原性大腸菌のみならず、その後、ナグビブリオやエルシニア・エンテロコリチカなどの食中毒原因菌も産生していることがわかってきている。また LT は、コレラ菌のほかにサルモネラ属菌やカンピロバクターなどの食中毒原因菌も産生していると考えられている。このような意味からも、この ST や LT は食中毒に関係した重

8．毒素原性大腸菌——海外旅行者下痢症の主役

要な毒素で、エンテロトキシンのプロトタイプと考えられるゆえんでもある。

定着因子も重要な病原因子

ところで、STやLTを産生する大腸菌は必ず病気を起こすのであろうか？ アメリカで行われたボランティア実験の結果をみてみよう（表2.8）。

H10407株（LT産生性大腸菌）を飲んだ6人全員が下痢を発症した。ところが、H10407 P株を飲んだ6人はいずれも平気だった。H10407 P株もLTを産生するのにどうして下痢が起こらなかったのであろうか？ 両菌株の違いを調べてみるとCFA/Iが＋か－の違いである。

実はこのCFA/Iという物質が最近話題になっている定着因子といわれる

表 2.8　定着因子（CFA/I）の有無によるヒト起病性の差

投与菌株*	発症者数	投与菌株の糞便からの回収
CFA/I＋、LT⁺（H10407）	6/6	6/6
CFA/I－、LT⁺（H10407P）	0/6	1/6

＊ヒトボランティアに10⁸個の生菌を経口投与した場合の成績。
CFA/I：定着因子　　LT：易熱性エンテロトキシン

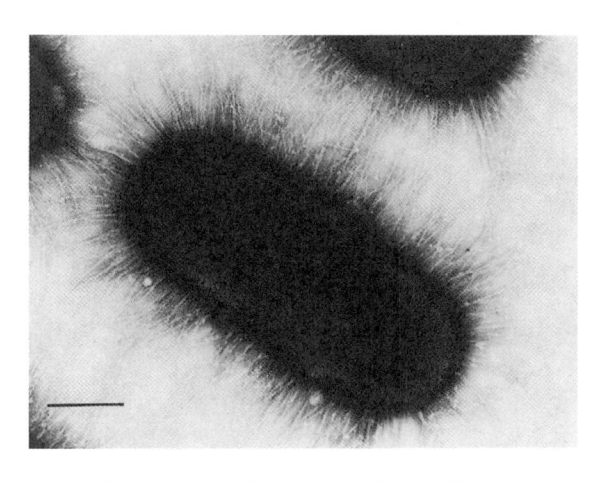

図 2.9　毒素原性大腸菌の定着因子（線毛）

ものである。その本態は線毛（図2.9）といわれる菌体周囲にイガグリの針のように突き出た構造物で、これが腸管上皮細胞のレセプターに結合して、菌が下方へ食べ物と一緒に流されるのを防ぎ、菌が腸管の中に長く留まり、十分な量の毒素を出して病気を起こすのを助けていると考えられている。

このように、名前は"毒素原性"大腸菌であるが、毒素を産生するだけでは病気を起こすのに不十分で、定着因子も同時に産生することが必須であることがわかる。

最近では、毒素原性大腸菌に限らず多くの食中毒を起こす腸管感染原因菌で、①定着因子、②毒素の二つが重要な病原因子となっていることが知られてきている。

9．プレシオモナス・シゲロイデス
―― 顔を出した新型の食中毒原因菌

Plesiomonas shigelloides（プレシオモナス・シゲロイデス）と舌をかみそうな名前の菌は、D群赤痢菌と一部共通抗原性を有しているために、シゲロイデス（赤痢菌に似たという意味）という名がつけられた。

これは新型の食中毒原因菌で、最近（1982年）、厚生省から新しい食中毒原因菌として指定を受けた9菌種の中の一つの菌である。しかし、この指定以降、主として本菌は海外旅行者下痢症から高頻度に分離され、関係者は注目している菌であるが、わが国では集団発生が見られず、食中毒原因菌として軽視されてきたきらいがある。

最近、この菌による集団食中毒が発生したので、その概要をみてみよう。

プレシオモナス・シゲロイデス食中毒事例

事件は、平成4年（1992）6月17日午前10時、富山県宇奈月町の一診療所医師から黒部保健所へ食中毒の疑いの届け出があったことに始まる。患者はその時点で5名、全員50-60歳代の男性で、症状は下痢や軟便と腹痛で、発

9．プレシオモナス・シゲロイデス——顔を出した新型の食中毒原因菌

熱はなく、比較的軽症とのことであった。管轄の黒部保健所が同日直ちに患者5名の糞便を採取し、保健所と衛生研究所が分担して、広範な原因菌検索を行った。その結果、患者5名中4名から、プレシオモナス・シゲロイデスが分離された。患者4名からの分離株はすべて同一の血清型（抗原型）のO61：H2であった。

　当初は、このグループが6月16日宿泊した宇奈月温泉ホテルの夕食が疑われたが、保存されていた検食からは、食中毒起因菌を含めてなんら病原菌は検出されず、さらに同宿のほかのグループにはまったく異常が認められなかった。しかしながら、黒部保健所と県環境衛生課のその後の調査により、次のような疫学的事実が判明した。

　患者らは総勢43名のバス旅行のグループで、6月16日朝大阪を出発、奥琵琶湖の某レストランで昼食（幕の内弁当）をとり、同日夕方宇奈月のホテルに着き、宴会、宿泊した。

　患者らの発病時間帯は、6月16日夜11時から、翌17日午前8時頃までであり、患者数は最終的に22名になった。症状はほとんどが3-6回の下痢で、そのうちの16名は腹痛を伴ったが、発熱はほとんど認められなかった。

　同グループが6月16日に昼食をとったレストランでは、もう一組、新潟県の42名の旅行グループが同じ幕の内弁当（メニューは、サケ塩焼き、だし巻き、佃煮、エビフライ、ロールキャベツ、ふき煮物、鯉のあらい、かまぼこ、御飯；新潟グループにはこのうちサケの塩焼きの代わりにイカのリングフライが出された）を喫食しており、そのうち32名も発病していた。

　管轄の上越保健所は、6月22日滋賀県から連絡を受け、同日患者の検便を行ったが、日数が経過していたこともあり、なんら病原菌は分離されなかった、とのことであった。同じ昼食を取った二つのグループから、ともに多数の食中毒様患者が発生したことから、滋賀県は同レストランを本事件の原因施設としたが、残念ながら検食は保存されておらず、食品の検査は不能、ということであった。

　6月16日の昼食が原因であれば、*P. shigelloides* の生態から、原因食品と

して最も疑われるのは「鯉のあらい」であろう。喫食時間を正午とすると、富山県で宿泊した大阪のグループの患者22名の平均潜伏時間は15時間となる。潜伏時間や症状などは、これまでの本菌による集団下痢症の報告事例ときわめてよく合致している。想像をたくましくして推理すれば、今回の事件は、鯉のあらいを喫食して、平均15時間の潜伏期の後に、下痢に腹痛を伴うが比較的軽い症状で経過した、*P. shigelloides* O61：H2による食中毒事例である、といえるのではなかろうか〔児玉博英、磯部順子、南部厚子、冨田良一、島田俊雄：病原微生物検出情報、13：156-157（1992）より一部改変引用〕。

淡水魚と旅行者下痢症

　大阪空港検疫所で筆者らが旅行者下痢症の原因菌調査を行うと、驚くほど高率（約30%）に *P. shigelloides* が分離され、旅行者下痢症の重要な原因菌の一つと考えられる。しかし、国内での感染事例は意外に少なく、昭和59年度（1984）の伝染病院における成績では、散発下痢症からの *P. shigelloides* の分離率は0.9-1.3%と低率である。また、この菌は1982年度に食中毒原因菌として指定を受けたが、その後目立った集団発生例が上記の事例を除いて見出されていなかった。

　この理由の一つは、*P. shigelloides* による食中毒が軽症に終ることが多く見のがされている事例が多い可能性があること、もう一つは、本菌は淡水中に棲み、淡水の魚、貝などに付着して食中毒を起こすが、わが国では淡水魚の、とくに生食習慣が少ないこと、などが考えられる。上記事例では、細菌学的な裏付け（菌の検出）が食品からできなかったので、状況証拠から淡水魚である「鯉のあらい」が原因食と推定された。

　予防は、一般的な細菌性食中毒予防の原則を遵守することで十分であろう。*P. shigelloides* は淡水中の常在菌で水温が高いと急速に増殖するので、とくに夏季の天然水や海外での生水および淡水魚介類の飲食に注意するとよい。

3章　食中毒発生のメカニズム

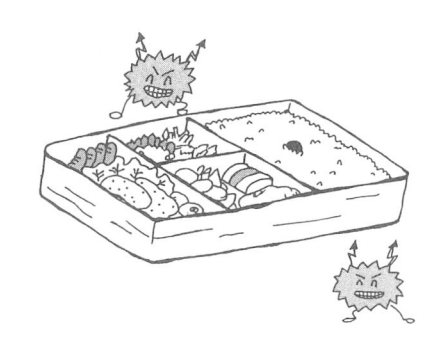

　前章では種々の食中毒の事例を取り上げ、解説してきた。本章では、これらの事例から学んだ断片的な知識を整理しながら、食中毒の起こり方を考えてまとめておきたい。

　わが国の食品衛生法で監視されている食中毒は原因別に、①化学毒による食中毒、②自然毒による食中毒、③微生物による食中毒（1998年からウイルス性食中毒も加わった）、の三つに分けて考えられているので、この順に考えてみる。

1．化学毒による食中毒

　化学毒食中毒の一つの特徴は、原因となる化学物質が多種多様である点である。それは思いもかけない化学物質が偶然食品の原材料や調理済み食品に誤入してしまうので、予想もしない化学物質により食中毒が起こってしまう

からである。

　いくつかの化学毒による食中毒例をみてみよう。

　石油製品である灯油を飲んだ場合（多くは自殺目的）の死因は、胃腸障害よりも、化学性肺炎（出血性肺炎）による場合が多い。1979年頃の第一次石油危機のとき、他人の車のガソリンタンクに管を入れ口で吸い出すガソリン盗みが横行し、誤ってガソリンを飲み込む事故が頻発したといわれる。また、石油ベンジンなどを誤って飲む事例もあるが、この場合も消化管障害よりもベンジンが気化し、これを肺に吸引することにより酸素欠乏におちいることが直接の死因となる例が多い。

　また、1984年に発生した「グリコ・森永事件」のような青酸ソーダ（シアン化ナトリウム）が故意に食品に混入されて、化学毒による"食中毒"が発生することもある。幸いに死者がでなかったが、アメリカでは風邪薬のカプセルに青酸カリが混入され、死者を出した事件もあった。

　ヒ素中毒も良く知られている。1998年7月25日和歌山市の園部地区の夏祭りの参加者に用意されたカレーを食べた人たちが、相次いで胃腸症状（嘔吐、吐気、腹痛など）を訴えるとともに、神経症状（頭痛、痙攣など）、肺水種、皮膚紅斑などを呈した。4人が死亡、63人が中毒症状を呈する事件となった。当該カレーからヒ素が検出された。

　メタノール中毒も有名である。とくに終戦直後に飲用アルコール（エタノール）の代用品としてメタノールが飲まれ、1,500人を超える死者を出したことは有名である。アルコール飲用が禁じられている人が、アルコールの入った整髪料を飲んだ事故も発生したことがある。メタノールは飲むと酩酊状態になり、吐き気、頭痛、視力障害（視野狭窄、複視、視力減退など）が起こり、失明にいたることもある。ワインに法定使用量をこえるメタノールが混入し、イタリアで22名の死者がでたことがある（1986年）。

　さらに、ワインを円やかな味にするためにジエチレングリコールが添加され、わが国で問題となったこともあった（1985年）。

　このように、これまでに発生した化学毒による食中毒の原因はさまざまで

表 3.1　主要な化学性食中毒の原因物質と症状

	原因物質	原因	特徴と主要症状
食品添加物	グルタミン酸ナトリウム	酢コンブの多量摂取	頭痛、悪心、嘔吐しびれ感、時に昏睡。死亡例あり。
	サッカリンナトリウム	甘味料	アレルギー症状、下痢、嘔吐、皮膚症状を生ずることあり。
金属元素	スズ	長期保存した果実ジュース缶からの溶出	0.5-1時間で悪心、嘔吐、下痢、腹痛、倦怠感。
	銅	・器具容器由来の緑青の混入 ・着色料としての使用	悪心、嘔吐、腹痛、口腔の灼熱感、唾液分泌の高まり（慢性中毒では、皮膚粘膜の色素沈着）。
	亜鉛	容器からの溶出	腹痛、下痢、嘔吐。
	カドミウム	容器のメッキから溶出	悪心、嘔吐、頭痛（慢性例としてイタイイタイ病）。
	ヒ素 （ヒ素化合物）	小麦粉、重曹などと誤飲	少量で嘔吐、口渇、腹痛、米のとぎ汁様下痢、けいれんなどを起こして致死の経過をとる。その他めまい、頭痛、関節痛、失神、昏睡など

ある。そのほかにも比較的身近な例として発生したことがあるものについて、表3.1にまとめて示した。

2．自然毒による食中毒

自然毒食中毒は、食用の動植物と間違えて摂取することにより、発生する。同じ植物・動物であっても、時期によりまた場所により、食用となったり、毒になったりする例があり、注意を要するものが多い。

たとえばフグ中毒、貝毒中毒の事例について前章で述べたように、ある種の微生物→プランクトン→魚介類という食物連鎖の結果として、魚介類が毒化したり（この場合、食中毒になる）、無毒で食用になったりする。これら魚介類が毒を有しているか否かは、特別な検査をやらなければ区別がつかないので、そのためかえって混乱し中毒を起こしやすいといえる。

2002-2006年の5年間の食中毒統計（表1.1）をみると、自然毒による食中

毒での死亡者数25名で細菌性食中毒による死者数17件を上回っている。植物性と動物性食中毒による死者数では、動物性自然毒（大部分はフグ中毒）による食中毒によるものがやや多い。

動物性自然毒食中毒

　動物性の毒の王者は何といってもフグ毒（化学的にはテトロドトキシン）であるが、これについては前章で詳しく述べた。

　ここではフグ中毒についで多い貝毒による食中毒についてまとめておこう（表3.2）。多種類の貝で食中毒が起こることがわかる。フグ毒に匹敵するサキシトキシン、ゴニオトキシンなど人を死にいたらしめる貝毒もある。しかも、加熱に耐える毒が多いので、対処が困難である。貝毒は案外知られていないため、われわれの盲点になりやすいので注意したい。現在、予防に最も効果をあげているのは、生産地での貝の毒化のモニタリングであろう。

　もちろん、このような貝毒のほかに、魚介類に付着したたとえば腸炎ビブリオによる食中毒も魚介類で発生するので、貝毒にこだわっていると本当の

表3.2　主な貝毒の種類と症状

	毒成分	原因貝類	毒の所在	特徴と主要症状
麻痺性貝毒	サキシトキシン、ネオサキシトキシン、ゴニオトキシン 他多数の同族体	二枚貝（ホタテガイ、アカザラガイ、マガキ、ムラサキイガイ、アサリなど）巻貝（ヤコウガイ、チョウセンサザエ、ギンタカハマ、サラサバテイ）カニ類（ウモレオウギガニ、ツブヒラアシ、オウギガニ）	中腸腺の他に種類によってエラや水管部。カニ類は肉より外骨格（特に脚部）	口唇、舌、顔面のしびれから始まり、四肢に麻痺が広がる。重症では歩行困難、言語障害、嚥下困難、流涎の他、頭痛、嘔吐、口渇などを伴う直接死因は呼吸麻痺
下痢性貝毒	オカダ酸 ジノフィシストキシン-1〜3 ペクテノトキシン	二枚貝（ムラサキイガイ、ホタテガイ、アサリ、アカザラガイ、コタマガイなど）	中腸腺	急性胃腸炎症状短い潜伏期間（通常4時間以内）。下痢、悪心、嘔吐、腹痛発熱はほとんどない。
その他	ネオスルガトキシンプロスルガキシン	巻貝（バイ貝）	中腸腺	視力減退、瞳孔散大、口渇、便秘、血圧低下
	ベネルピン	アカリ、マガキ	中腸腺	消化器症状→皮下出血→黄疸

食中毒原因検索にいたらないことも起こりうるので、この点への注意も必要である。

植物性自然毒食中毒

　植物性自然毒で最も身近なものはキノコ[1]中毒であろう。秋の味覚としてわが国では古来よりキノコが食べられて来た。わが国に自生するキノコは5000種を超え、この内50種ほどが致死的な毒を有している。近年死亡事故は少なくなってきているが、それでも毎年400名程度が中毒症状に陥り、1-2名の死亡例の報告がある。

　わが国でのキノコ中毒による死亡例は、クサウラベニタケ、ツキヨタケ、カキシメジ、マツシメジによるものが多く、キノコ中毒死亡総計1,270人中811人がこれらの毒キノコによるものであった（表3.3）。

　毒キノコの毒成分は種々で、わかっていない成分も多い。最も頻度の高いクサウラベニタケでは、ふつう食後30分から2時間の潜伏期の後、吐き気、嘔吐、下痢などの消化器症状が出現する。知覚異常や痙攣などのテタニー症状をみることもある。しかし、この毒成分はわかっていない。ツキヨタケも同じような症状に加え、色彩幻覚（外界のすべてが青く見える）を伴うことがある。毒成分としてイルージンSが同定されているが、これだけでは説明できない症状もあり、未知の毒成分の存在が推定されている。

　平成3年度に2名の死亡事故を出したドクツルタケでは、毒成分がアマトキシンと同定されており、この毒はRNAという核酸の合成酵素に結合し、結果的にタンパク質合成を阻害するというユニークな作用機序を有している。この毒は熱に強く、加熱調理しても分解しないので、鍋料理などでも中毒に陥る。症状が現れるのは、食後6-24時間程度で、この種の中毒としては潜伏期が長いのが一つの特徴である。初発症状は、腹痛、嘔吐、下痢などの消化器症状である。激しい水様性下痢が多く、脱水症も出現する。さらに肝障害も

---

1) キノコは分類学的には真菌に分類すべきであるが、その肉眼的所見から一般的には植物として扱われる。

3章 食中毒発生のメカニズム

表3.3 キノコの種類別にみた中毒発生状況

クサウラベニタケ	86 件	377 人
ツキヨタケ	59	307
カキシメジ、マツシメジ	26	127
イッポンシメジ	25	88
アイゾメシバフタケ	5	18
ドクササコ	7	18
シロタマゴテングダケ		
タマゴテングダケ	7	17（死者2）
ドクツルタケ		
テングタケ、ベニテングダケ	10	16
ヒカゲシビレタケ	4	15
ニガクリタケ	2	10（死者1）
ドクアジロガサタケ	4	8
ワライタケ	1	7
オオシロカラカサタケ	1	3
オオキヌハダトマヤタケ	1	1
その他	19	71
不明	46	187
計	303	1,270（3）

右側に〕計811（上位3項目）

〔内藤裕史著、「中毒百科——事例・病態・治療——」、南江堂（1991）より引用〕

加わり、約1/4で肝性昏睡に進展する。DIC（播種性血管内凝固症候群）といわれる全身の小血管内凝固が進み、肝障害と相まって死にいたることが多い。ドクツルタケ（図3.1）による中毒は全キノコ中毒死の9割を占め、死亡率は50-90%とすべての食中毒原因物質の中でもずばぬけて高い。とくに注意が必要である。

キノコ以外の植物によっても食中毒が起こることがある。多くは類似の食用植物と誤って食べることにより発病する。

最近、殺人事件（?）に利用されたとして注目されたトリカブトによる食中毒も、ニリンソウやモミジガサなどの山菜と誤って食べた例が大部分である。トリカブト毒の主成分は、アルカロイドの一種のアコニチンである。この毒は、Na^+イオンチャンネルという細胞膜内にあるNa^+イオンの細胞への

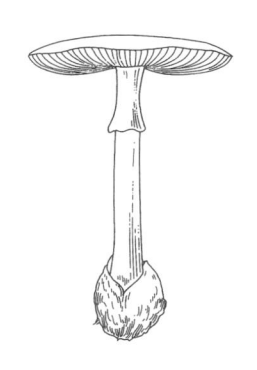

図 3.1　ドクツルタケ

ドクツルタケ（猛毒）全体は白色、傘は径 6-15cm、はじめ円錐形〜鐘形、のち開いてやや中高の平らとなる、表面は平滑、湿っているとき粘性があり、乾けば光沢をあらわす；肉は白色、ほとんど無味、無臭。夏〜秋、広葉樹林内地上に点々として発生する。分布：日本・欧州・北米。
　シロタマゴテングタケも全体が白色のキノコであるが、茎の表面にはササクレがなくほとんど平滑である。いずれもタマゴテングタケときわめて近縁であり、毒性も同じく猛毒で、中毒死する人が多い、タマゴテングタケよりも日本では普通であるから、とくに注意しなければならない。
（『続原色日本菌類図鑑』、保育社より抜粋引用）

出入りを制御している装置を壊してしまい、Na^+イオンが細胞内に大量に流入する。これが主として心筋でおこるため、死につながる。経口摂取すると、潜伏期 10-30 分で吐き気、嘔吐、舌のもつれ、めまいなど多彩な症状ではじまり、興奮、錯乱が加わり、さらに房室ブロックや期外収縮といった心臓異常に進展し、死にいたる。アコニチンの致死量は 3-4mg で、死因の 9 割は心臓機能障害によるものである。

3．微生物による食中毒

　食中毒の発生頻度からいうと細菌性食中毒が 5 割以上を占め、食中毒というと一般的には細菌性食中毒を頭にうかべることが多い。
　この細菌性食中毒が化学毒や自然毒食中毒と大きく違う点は、細菌が食品の中で増殖・増幅するという点である。わずか 1 匹の食中毒原因菌が食品の中に混入すれば、その食品の保管や取り扱いを誤れば、菌が食品の中で増殖し、食中毒を起こしうることになる。この点が食品原材料に混入しないように注意することで防げる"化学毒中毒"や食用か否かの判断を誤らなければ防げる"自然毒食中毒"と大きく異なる点である。ウイルスも食品の中では増殖出来ない。

3章　食中毒発生のメカニズム

食品の微生物汚染はいかにして起こるか

　細菌性食中毒の発生の第一歩は、当然ながら食品の食中毒原因菌による汚染である。

　食中毒の原因となりやすい腸炎ビブリオ、黄色ブドウ球菌、サルモネラ属菌、カンピロバクター、大腸菌とウイルス（特にノロウイルス）を例にして、これらの食中毒原因菌による食品汚染がどのようにして起こるかみてみよう。

　腸炎ビブリオはわが国で発見され、しかも最も発生頻度の高い食中毒原因菌である。この菌の特徴は好塩性という性質であることからもわかるように、3％程度の食塩を好み海水中に生息している。したがって、水温が15℃以上になる夏季の海産魚介類には、当然、腸炎ビブリオが付着していると考えて対処した方がよい。

　それでは刺身は大丈夫かということになるが、たとえ腸炎ビブリオが魚についていてもふつうその数は食中毒を発症させる10万-100万匹以下であり、きちんと低温管理された店での刺身では食中毒にならないので心配しなくてよい。ただし、管理が不十分であると、刺身も当然腸炎ビブリオ食中毒の原因となりうる。好塩菌は生水に弱いので、生水に少しさらすのも腸炎ビブリオ食中毒を防ぐ一つの手段となる。

　黄色ブドウ球菌はもっと私たちの身近に存在する。健康なヒトでも鼻腔、咽喉、手指などに常在的にふつう保有している。黄色ブドウ球菌は食中毒原因菌としてのみならず、化膿菌としても知られており、手指に化膿巣（あかぎれなど）がある場合はこれが原因となって食中毒が起こることがある。また、黄色ブドウ球菌はくしゃみや咳などで排出され、床などに落下したものが乾燥し（ブドウ球菌は乾燥しても死なない）、これが埃として舞い上がり調理済み食品をブドウ球菌が汚染する可能性も考えられる。また、この菌は鼻口腔内常在菌の一つでもあるので、しゃべりながらの調理も唾液が食品に飛び付着し、ブドウ球菌汚染をひき起こすこともある。

　サルモネラ属菌は、動物の腸管や糞便中に存在することが多い。発症者については手洗いなどで感染源とならないように十分注意することができるが、

健康保菌者、保菌動物がかなり存在し、これはとくに本人も気付いていないので注意するわけではないので、感染源として最も問題となるところである。飲食業に従事する人たちの定期的な糞便検査が義務付けられているのは、主としてこのような保菌者の検索が目的である。もし調理場従事者が保菌状態であることがわかれば、食品に接する職場から遠ざけるか、少なくとも調理済み食品に触れない原材料処理などに配置転換するのがよい。もちろん、排便後の手洗いを厳重にさせることも重要である。

なお、サルモネラはヒトのみならず、ヘビやカメ（ペット用のミドリガメによる事故も多い）などの爬虫類、動物の糞便汚染を受けた河川や下水などからも分離される。また、ネズミの保菌例も多く、夜間に出没するネズミの尿などの汚染をうけた調理器具なども危険である。

カンピロバクターはとくに小児の食中毒原因菌として重要である。本菌もサルモネラ属菌と類似した分布をしている。カンピロバクター食中毒の潜伏期は5-7日と長く、原因食を特定できない場合も多いが、肉類の汚染（20-30％といわれる）が高いので注意すべきであろう。また、水（井戸水）によるカンピロバクター汚染が食中毒の原因となった例（図3.2）もある。なお、この例では牧場跡に井戸が掘られたため、家畜糞便に含まれていたカンピロバクターおよび大腸菌（毒素原性大腸菌）が井戸水に入ったためと考えられた例である。

大腸菌は、いうまでもなく、動物の腸内に生息しているわけである。したがって、糞便汚染を受けた水や肉類を中心とした食品が食中毒の原因となることが多い。また、この大腸菌は主として動物の腸管に棲んでいるし検出も容易で、糞便汚染の指標となりうるので、水の汚染度の指標として用いられている。

このほかにも、表3.4にまとめて示したように、腸管、土壌、河川、魚介類など種々の媒介ルートで、食中毒原因菌はわれわれの体（腸管）内に入り込もうとねらっているわけである。

近年ウイルスの検査法（RT-PCRなど）が普及し、食中毒の原因調査の対

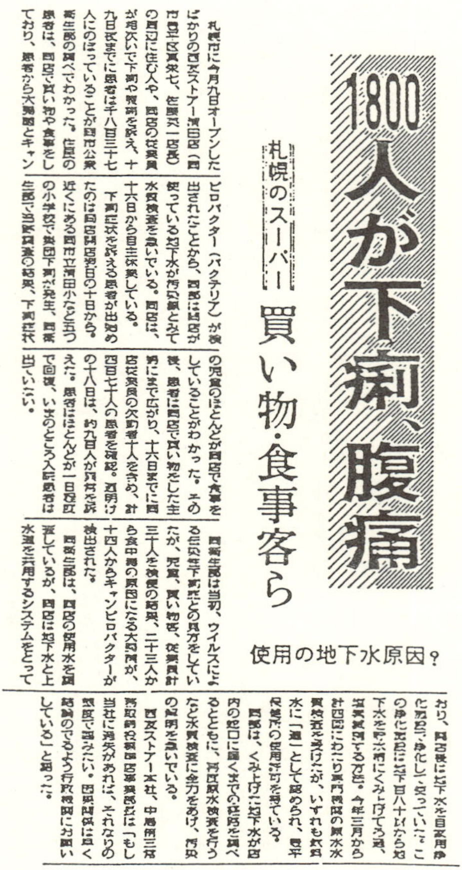

1800人が下痢、腹痛

札幌のスーパー　買い物・食事客ら

使用の地下水原因？

札幌市に今月九日オープンしたばかりの西友ストアー清田店（同市豊平区真栄七、佐藤武一店長）の周辺に住む人や、同店の従業員が相次いで下痢や腹痛を訴え、十九日までに患者は千八百三十七人にのぼっていることが同市公衆衛生部の調べでわかった。住民の患者は、同店で買い物や食事をしており、患者から大腸菌とキャンピロバクター（バクテリア）が検出されたことから、同部は同店が使っている地下水が汚染源とみて水質検査を急いでいる。同店は、十六日から自主休業している。

下痢症状を訴える患者が出始めたのは同店開店翌日の十日から。近くにある同市立清田小など五つの小学校で集団下痢が発生、同衛生部で当該調査の結果、下痢症状の児童のほとんどが同店で食事をしていることがわかった。その後、患者は同店で買い物をした主婦にまで広がり、十六日までに同店従業員の欠勤者十人を含め、計四百七十人の患者を確認。週明けの十八日は、約九百人が異常を訴えた。患者はほとんどが一日程度で回復、いまのところ入院患者は出ていない。

同衛生部は当初、ウイルスによる伝染性下痢症との見方をしていたが、児童、買い物客、従業員計三十人を検便の結果、二十三人から食中毒の原因になる大腸菌が、十四人からキャンピロバクターが検出された。

同衛生部は、同店の使用水を調査しているが、同店は地下水と上水道を共用するシステムをとっており、同店長は「地下水を自家用浄化施設で浄化して使っていた」。この浄化施設には地下百八十㍍から地下水を貯水槽にくみ上げてろ過、塩素殺菌する方法。今年三月から計四回にわたり専門機関の原水水質検査を受けたが、いずれも飲料水に「適」として認められ、豊平保健所の使用許可を得ている。

同部は、くみ上げた地下水が店内の蛇口に届くまでの経路を調べるとともに、再度原水検査を行うなど水質検査に全力をあげ、汚染の解明を急いでいる。

西友ストアー本社、中島伸三郎取締役札幌地区事業部長は「もし当社に過失があれば、それなりの誠意で臨みたい。因果関係は早く結論の出るよう行政機関にお願いしている」と語った。

図 3.2　カンピロバクターと毒素原性大腸菌による集団食中毒発生事例
（1982年10月20日付、毎日新聞）

象に用いられるようになってきた。その典型例がノロウイルスである。平成9年から小型球形ウイルス、平成15年からはノロウイルス（小型球形ウイルスをノロウイルスと改名）食中毒が集計されるようになった。その結果、ウイルス性食中毒が全食中毒の1/2から1/3を占めることが分かってきた。ノロ

3. 微生物による食中毒

表3.4 種々の食中毒原因菌と主な分布域

菌　種	主　な　分　布
腸炎ビブリオ	海産魚介類
ビブリオ・フルビアーリス	
ビブリオ・ミミカス	
ナグビブリオ	
エロモナス	河川，淡水魚介類
プレシオモナス・シゲロイデス	
セレウス菌	土壌
ボツリヌス菌	
ウエルシュ菌	
エルシニア・エンテロコリチカ	動物・ヒト（の腸管）
サルモネラ	
大腸菌	
カンピロバクター	
ブドウ球菌	ヒト鼻咽喉

　ウイルス食中毒は冬場に多く感染性が強い。特に、吐物・下痢便などは感染源として重要である。また、2枚貝では海水中の本ウイルスが濃縮されるため、加熱調理（85℃、1分以上）するのが無難である。アルコールの消毒効果はあまり期待できないが、次亜塩素酸ナトリウム（200ppm）は有効である。本症にはワクチンや治療薬が無いため、手洗いの励行、下痢便はもちろん嘔吐物の処理、加熱調理の徹底など、予防が大切である。

われわれの体の食中毒防御機構
　このように、食中毒原因菌は常に食中毒を起こすために私たちのスキをねらっているわけであるが、必ずしも頻繁に食中毒になるわけではない。その理由を考えるために、私たちの体に備わっている食中毒防御機構の仕組みについて考えてみる。
　その一つは、人間は衛生教育によって、汚染をできるだけ防ぎ、安全な食品のみを摂取できるよう、保管・取扱いや調理に配慮していることである。食

中毒原因菌にとっては、この人間の食中毒予防法についての"正しい知識"こそ、最大の敵となっていると思われる。本書などはさしずめ食中毒原因菌にとって、最大の敵の一つであろう。

　二つ目は、私たちの腸管の城門ともいえる胃の存在である。胃にはよく知られているように強力な胃酸が分泌されpHは1-3である。この酸度は、多くの食中毒原因菌は数分で死滅する条件である。

　しかし、実際の食中毒発生の状況をみてみると、食べ物と一緒に摂取されるので、この食べ物の影（中）に隠れ、大多数の菌は死滅しても一部の菌は何とか生き延び、十二指腸から小腸に送られる。ここまでくれば膵液などのためにpHは正常化し、食中毒原因菌は増殖をはじめ、食中毒を起こしうることになる。このような状況を考えると、睡眠の不足や暴飲暴食などで胃が疲れているなど体調が不十分なときには、胃液の分泌がおちており、より少ない食中毒原因菌の摂取で発症することになる。また、胃切除などを受けている人の場合は、摂取した菌が胃を素通りしてしまい、大量の菌がそのまま小腸に達してしまうので、重篤な症状が出やすくなる。実際、日本でもコレラで死者がでているが、いずれも胃切除をうけた人であった。

　第三の防御方法は、私たちの体内から腸管内に出て、病原菌や病原因子を特異的に見出し攻撃するIgAタイプの分泌型抗体の作用である。腸管感染症に対するワクチンは、この分泌型IgAによる局所免疫の誘導ができるか否かが重要であることがわかっており、このような観点に立ったワクチン開発の研究が進められている。

　さらに、私たちの体に備わっている腸管感染症の防御機構の一つに、腸管のぜん動運動によって腸内容物が口側から肛門側へ常に流れていることがあげられる。このぜん動運動により微生物の腸内での異常な増殖が防がれているのである。この作用の重要性は、腸閉塞状態になるとヒトは数日の経過で死亡することでもわかる。

　また、腸管上皮細胞が3-4日で新しい細胞に置きかわっていることは案外知られていないが、常に上皮は脱落を繰り返し次つぎ新しい上皮に置きかわ

っている。このことは、かりに病原菌が上皮細胞に付着しても数日の経過で細胞ごと脱落するために、菌を排除することに役立っている。これも生体の感染防御機構の一つと考えることができる。

さらに、私たちの腸管には乳酸菌やビフィダス菌など多種類の微生物が棲みついており、いわゆる常在細菌叢を形成している。この正常細菌叢が、外来性病原菌の腸内での棲みつきを防いでいるという考えもある。

病原体を認識する Toll 様受容体を持つマクロファージ・好中球・NK 細胞などの食細胞、補体などからなる自然免疫系の働きも無視できない。

このように私たちの体は、病原菌に対処する種々のメカニズムを有しているため、毎日食中毒にかからずにすんでいるのである。

細菌性食中毒はどのようにして起こるか

食中毒の発症機構を考えると、1.5節に述べたように多数ある食中毒原因菌は、①毒素型（生体外毒素型）、②感染侵入型、③感染毒素型（生体内毒素型）、の三つのタイプに大別される（表3.5）。②と③はまとめて、①の毒素型

表3.5 腸管病原菌の種類と分類

感　　染　　型		生体外毒素型 (毒素型)
侵入型（感染侵入型）	生体内毒素型（感染毒素型）	
サルモネラ属菌	O1 コレラ菌*	ボツリヌス菌
チフス菌*	Non-O1 コレラ菌	黄色ブドウ球菌
パラチフスA菌*	ビブリオ・フルビアーリス	(セレウス菌)
赤痢菌*	エロモナリス・ヒドロフィラ	
腸管侵入性大腸菌	エロモナリス・ソブリア	
エルシニア・エンテロコリチカ	毒素原性大腸菌	
エルシニア・ツベルクロシス	腸管病原性大腸菌	
カンピロバクター・フェタス	腸管出血性大腸菌	
	セレウス菌	
	ウエルシュ菌	
	クロストリジウム・ディフィシル	
	腸炎ビブリオ	
	カンピロバクター・ジェジュニ	
	カンピロバクター・コリ	
	プレシオモナス・シゲロイデス	

(注) ＊：3類感染症

に対して感染型と総称されることもある。以下にこれらの三つの型について発症にいたる機序を考えてみる。

"毒素型"食中毒原因菌による食中毒

　このタイプの食中毒は、あらかじめ食品中（つまり生体外）で微生物により産生されたタンパク毒素を経口摂取して発症する食中毒で、"生体外"毒素型食中毒ともいわれる。この場合、生きた菌の摂取は発症の条件とならない。ボツリヌス菌とブドウ球菌がこのタイプの食中毒を起こすことはすでに述べた（2.2および2.3節）。

　ボツリヌス菌は嫌気性菌の代表的な菌で、嫌気的な保存方法（発酵、ビン詰め、真空パックなど）を用いた食品による食中毒事例が多い。1984年に発生した熊本県カラシレンコン事件（患者総数36名中11名が死亡）の例でもわかるように、この菌はボツリヌス毒素という強力な致死性神経麻痺毒素を産生する。この中毒では、ボツリヌス毒素を食べることにより、視力低下、複視、発語障害などの神経麻痺症状が初発症状としてあらわれる。胃腸症状を欠くので、このような知識がないと、食中毒との診断が遅れ、誤診され死にいたることも多い。

　ボツリヌス毒素は、分子量約15万の毒素本態（神経毒）と無毒成分の複合体として産生される特異な毒素である（図3.3）。一部の毒素はさらに赤血球凝集素を有しているものも存在する。この無毒成分がボツリヌス毒素のトリックで、タンパク質でできた毒素が胃液中で破壊・消化されるのを防ぐ役を担っている。まるで姿のみえないステルス爆撃機のようなもので、その巧みさには驚かされる。

　一方、神経毒の方は図3.3のように、軽鎖と重鎖からなっている。軽鎖が毒素活性の本態で、神経-筋接合部（エンドプレート）に作用し神経シグナルの伝達物質であるアセチルコリンの遊離を阻害するため、神経麻痺症状をひき起こすのである。ところで、重鎖の方であるが、これは神経末端を見つけだして結合し、神経末端部に軽鎖を運び込む役を担っていると考えられてい

3. 微生物による食中毒

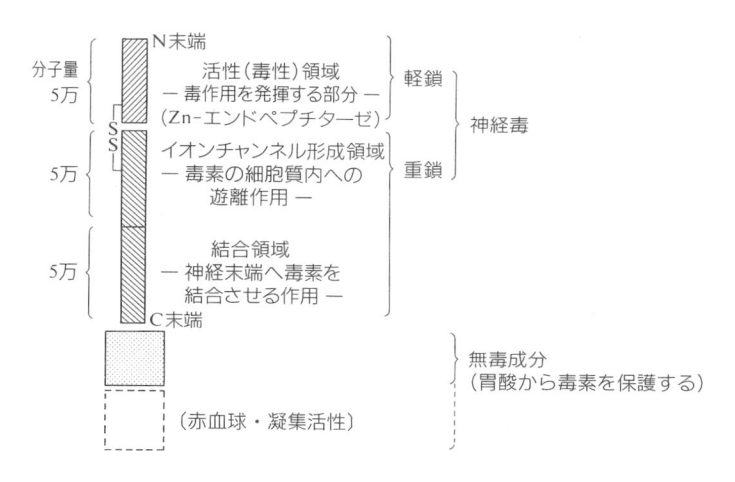

```
          ┌ N末端
   分子量 │ 活性(毒性)領域            ┐ 軽鎖  ┐
   5万  ┤ ― 毒作用を発揮する部分 ―   │      │
          └ (Zn-エンドペプチターゼ)    ┘      │
          ┌ S-S                                │
   5万  ┤ イオンチャンネル形成領域     ┐ 重鎖 ├ 神経毒
          │ ― 毒素の細胞質内への       │      │
          └   遊離作用 ―              ┘      │
          ┌ 結合領域                                │
   5万  ┤ ― 神経末端へ毒素を                      │
          │   結合させる作用 ―                    ┘
          └ C末端
            ┌──────┐ ┐ 無毒成分
            │      │ ├ (胃酸から毒素を保護する)
            └──────┘ ┘
            ┌ ─ ─ ─ ┐
            │       │ 〔赤血球・凝集活性〕
            └ ─ ─ ─ ┘
```

図 3.3 ボツリヌス毒素の構造と機能

る。ボツリヌス毒素は、このように巧みに機能分担した構造をしており、微生物の優れた知恵をみる思いがする。

　もう一つの"毒素型"食中毒原因菌は、ブドウ球菌である。本菌による食中毒の頻度は高いが、比較的軽症である。この場合も、食品中で増殖した菌がA〜E型のエンテロトキシンを食品中で産生し、この毒素を食べることにより嘔吐を中心とした食中毒を発症する。この毒素は腹腔内臓器のどこかにある受容体を刺激し、腹部迷走神経または交感神経を介して脳（延髄）の嘔吐中枢に刺激が伝わり、嘔吐が生じるものと考えられているが、詳細についてはまだ不明である。

　ブドウ球菌食中毒で注意しなければならない点は、ブドウ球菌エンテロトキシンが100℃で30分の加熱にも耐える耐熱性の毒素であるという点である。いったん食品中でこの毒素が産生されてしまうと、たとえ食べる直前に電子レンジなどで再加熱しても、菌は死滅するとしても、エンテロトキシンは残存し、食中毒を発症してしまうことになるわけで、「食べる直前に加熱処理すると食中毒は防げる」という常識が誤りであることを知る好例である。

3章　食中毒発生のメカニズム

　セレウス菌も食品中で増殖する過程で、耐熱性のセレウリドという嘔吐毒を産生し、1-5 時間という短い潜伏期を経て嘔吐を主症状とする黄色ブドウ球菌食中毒に似た食中毒を起こすことがある。

"感染侵入型"菌による食中毒

　このタイプの食中毒では、経口摂取された"生きた菌"が腸管内に入り定着増殖し、さらに自ら腸管上皮細胞や組織内に侵入して病気をひき起こす。

　このタイプの食中毒原因菌のうち、最も発生頻度の高いものはサルモネラ属菌である。食中毒原因菌ではないが、有名な腸管感染症を起こす赤痢菌とほとんど同じ機構で食中毒を起こす腸管侵入性大腸菌も、侵入型の発病機構を示す代表的な菌である。

　侵入型の菌による発症機構（図 3.4）を順次考えてゆくと、①経口摂取された菌が胃液バリアーをくぐり抜け腸管上皮細胞に付着する第一ステップ（付着過程）、②この付着が腸管上皮細胞の貪食（ファゴサイトーシス）様作用を誘発させて菌が上皮細胞内に侵入する第二のステップ（侵入過程）、③ファゴソーム（貪食腔胞）内の菌が腔胞膜を溶解し、細胞内で増殖する第三のステップ（細胞質内増殖過程）、さらに④隣接細胞やより深部へ拡散する第四のステップ

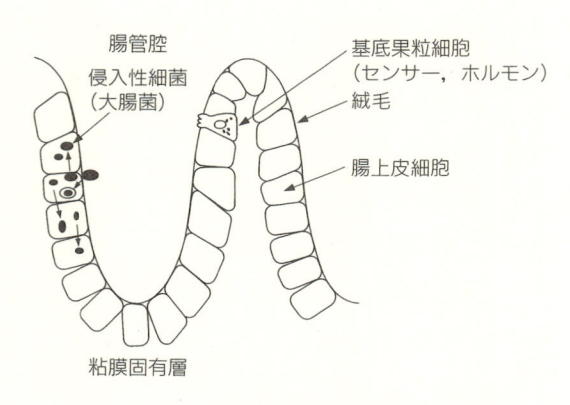

図 3.4　赤痢菌の腸管上皮細胞への侵入と拡散

（細胞間拡散過程）、そして⑤上記各過程を通じて細胞や組織に壊死・炎症をひき起こす第五のステップ（壊死・炎症過程）が繰り返し進み、病巣部位が広がり、潰瘍を形成してゆく。したがって、このような感染侵入型の菌による食中毒では、血性下痢症状となることが多い。

近年、これらの細胞侵入の各段階に3型分泌装置（TTSS）のかかわりが明らかになりつつある（2.5節、4.3節参照）。

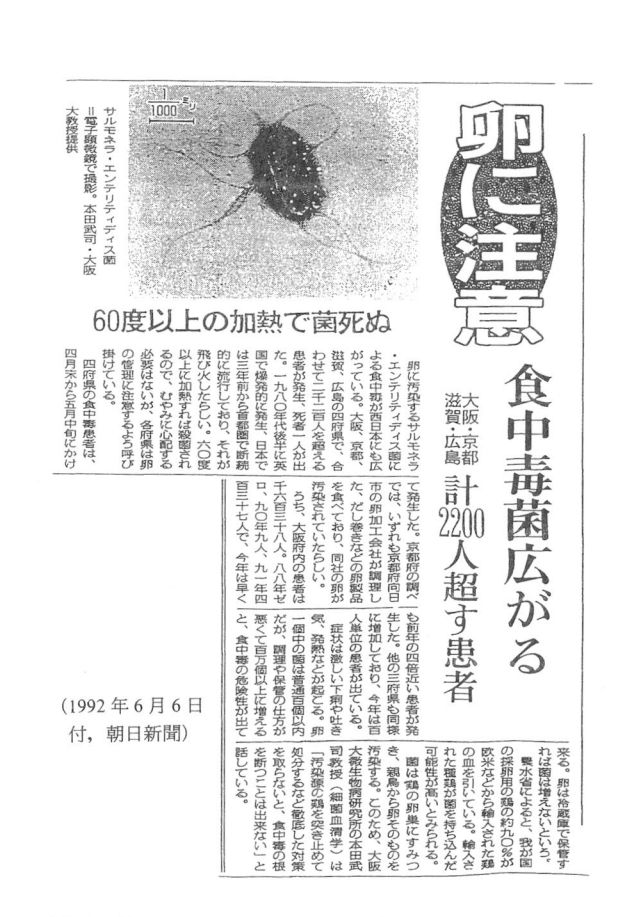

図3.5　サルモネラ・エンテリティデス食中毒を報じる新聞

サルモネラ属菌食中毒で近年とくに注意すべき変化がある。それはすでに述べたようにサルモネラ・エンテリティディス（SE）による食中毒がパンデミック（世界大流行）的に広がりつつある点である。このSEによる食中毒の中で問題なのは、①発展途上国のみならず、欧米をはじめ先進国でも問題になってきていること、しかも②卵の表面のSEによる汚染のほかに、鶏卵内（卵黄・卵白）の汚染が広がっていること、などの点である。1992年5月に大阪を中心に発生した卵が原因と考えられるSE食中毒では約2,200人の感染者が出、そのうち1名が死亡した（図3.5）。

"感染毒素型"菌による食中毒

食中毒原因菌の中で最も多いのはこのタイプの発症機構をもつものである（表3.3参照）。経口摂取されたこれらの菌は、次の3段階のステップで病気をひき起こす。

まず①経口摂取された菌は、胃内を耐えて生き延びて腸管に達し、定着・増殖する（定着過程）、そして②菌自身は腸管内にとどまり強力な生体防御機構である液性および細胞性免疫系との正面衝突をさけながら、なんらかのタンパク毒素を産生（毒素産生過程）して、この毒素が③腸管細胞にはたらき、生化学的な機構で毒作用を発揮して病気をひき起こす（発症過程）。このような過程で食中毒を起こすわけであるが、菌側の病原因子としては、①毒素と②定着因子がある。

食中毒原因菌の出す毒素を表3.6にまとめて示した。種々な毒素を産生していることがわかる。これらを群別すると、①ボツリヌス毒素のような神経毒、②毒素原性大腸菌のLTやSTのように腸管上皮細胞に機能障害をひき起こすエンテロトキシン、③腸管出血性大腸菌のベロ毒素のようなタンパク質合成阻害毒、④腸炎ビブリオの耐熱性溶血毒（TDH/TRH）のような細胞破壊毒、および⑤その他の5群に大別される。

これらに類似した毒素は、典型的な菌のほかに種々な食中毒原因菌からも見つかってきている。このことは、多種類ある食中毒原因菌も、それぞれが

表3.6　主な食中毒原因菌の産生する毒素の種類と作用機序

毒素の種類	毒　素　名	産生する微生物名	作　用　機　序
神経毒	ボツリヌス毒 A, B, E, F	ボツリヌス菌	神経−筋接合部の節前シナプスからのアセチルコリンの遊離を抑制
エンテロトキシン	易熱性エンテロトキシン（LT）	毒素原性大腸菌	アデニル酸シクラーゼの活性化
	耐熱性エンテロトキシン（ST）	〃	グアニル酸シクラーゼの活性化
	コレラ毒素（CT）	コレラ菌	アデニル酸シクラーゼの活性化
		ナグビブリオ	〃
	Y-ST（エンテロトキシン）	エルシニア・エンテロコリチカ	グアニル酸シクラーゼの活性化
	NAG-ST（エンテロトキシン）	ナグビブリオ	〃
	Vm-ST（エンテロトキシン）	ビブリオ・ミミカス	〃
タンパク質合成阻害毒	ベロ毒素（VT）	腸管出血性大腸菌	リボソーマル RNA に作用してタンパク質合成を阻害
	志賀毒素	志賀赤痢菌	
細胞破壊毒	耐熱性溶血毒（TDH）	腸炎ビブリオ	細胞膜に穴を開けて壊す
	TRH	〃	〃
	ウエルシュ菌エンテロトキシン	ウエルシュ菌	
その他	ブドウ球菌エンテロトキシン	ブドウ球菌	嘔吐：迷走神経→嘔吐中枢の刺激

まったく別の攻撃方法（武器）をもっているのではなく、互いにまるで情報交換し学習し合って類似の武器を用意しているかにみえる。実際に、最近の分子遺伝学的手法を用いると、毒素を産生する遺伝子だけは他の細菌から由来したことを示す証拠が見つかってきている。細菌は互いに遺伝子を交換（やり取り）することによって学習しているといえる。これは人間の学習方法よりはるかに効率のよいやり方で、その巧みさに驚かされる。

　さて、この"感染毒素型"の食中毒原因菌は、"毒素"と共にもう一つの重要な病原因子として"定着因子"を有していることがしだいにわかってきている。定着因子は感染発症になぜ必要かについて、比較的よくわかっている毒素原性大腸菌（ETEC）を例に図3.6を用いながら説明してみよう。

　腸管はそのぜん動運動によって、食べ物や分泌された多量の消化液を上部腸管から下部へと移動させており、ETEC の攻撃部位である小腸上−中部を通過する時間は数時間にすぎない。したがって、経口摂取された ETEC が胃

3章　食中毒発生のメカニズム

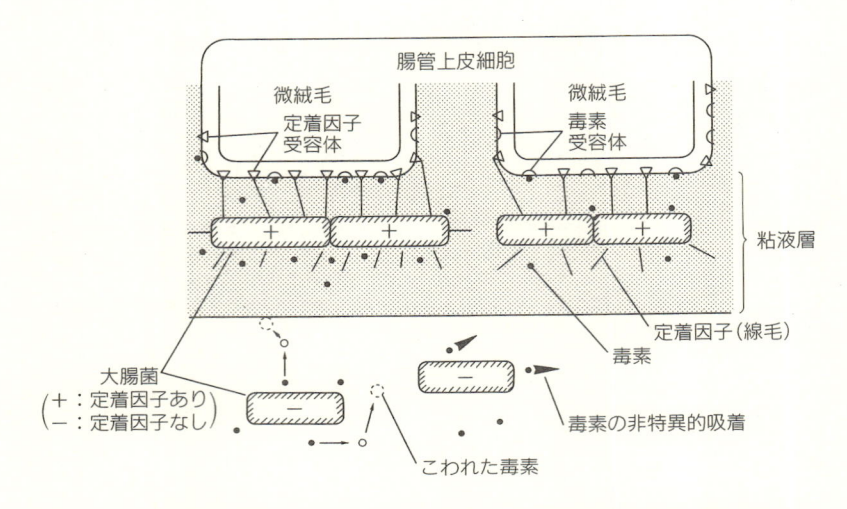

図3.6　定着因子を有する菌と有しない菌による腸管内の感染・発症誘導機構の差

　酸に耐え小腸に進んでも、小腸に定着できなければ、このわずか数時間内に病変をひき起こすに十分な量のLTまたはST毒素を小腸内で産生しなければならず、これはほとんど不可能である。さらに、たとえ十分量の毒素を産生できたとしても、食物中に含まれる非特異的な吸着物質に毒素が吸着されたり、消化液中のタンパク質分解酵素によって毒素が分解され、毒作用を発揮できなくなると考えられる。

　これに対して、いったんETECが小腸上皮細胞に付着・定着すると、その部位でETECは腸管ぜん動運動に抗して長時間滞在増殖し、十分な毒素を産生する。また産生された毒素は、すぐに菌の定着部位近くに存在する毒素の受容体に結合し、非特異的吸着物質やタンパク質分解酵素などの影響をうけることなく毒作用を発揮する。したがって、定着能を有する菌は、定着部位での毒素の産生量が増えるのみならず毒素の効率的な受容体への結合によって、病気を確実に発症させると考えられる。また、定着により菌と微絨毛間に生体細胞からくる栄養と微生物の産生する毒素を閉じこめ、菌の増殖力が高まると共に毒素も蓄積し、病原性が高まるという考えもある。いずれにし

ても、微生物はわれわれの体の弱点を巧みに利用して、病気をひき起こしているのである。

4．ウイルス、寄生虫・原虫による食中毒

「飲食に起因する健康障害」を食中毒と考える立場に立つと、ウイルス、寄生虫・原虫による食中毒も考えられるが、わが国のこれらについての情報は限られている。ウイルスでは検査法の開発が進んだこともあり、しだいに実態が明らかになりつつある。寄生虫、原虫についての食中毒情報は限られているので、簡単に述べるにとどめる。

ウイルスによる"食中毒"

食品あるいは水を介して感染発症するある種のウイルス性疾患では、いわゆる"ウイルス性下痢症"をひき起こす。しかし、この診断名は総称名であり、その原因ウイスルは種々である。

食中毒としての統計ではないが、わが国の一小児科医院を訪れた散発性の下痢症患児の便に認められたウイルスについての成績（表3.7）をみてみると、下痢患者の約半数（45.8%）にウイルスが認められ、少なくとも小児ではウイルス性下痢症は無視できない頻度で認められることがわかる。

ウイルスの種類でみてみると、ロタウイルスが圧倒的に多く、全ウイルス性下痢症の67.4%を占める。以下、アデノウイルス（12.7%）、ノルウォーク様因子（8.8%）、アストロウイルス（5.0%）、ピコルナ/パルボウイルス様粒子（3.9%）、カリシウイルス（2.2%）となっている。

ウイルス性下痢症の特徴の一つは、上述のように原因ウイルスが多様であることであるが、もう一つの特徴は、細菌性食中毒が夏季に多発するのに対して、ウイルス性下痢症は1-3月の寒い時期に多いことである。たとえば、ロタウイルスは"冬期下痢症"という別名があるがごとくである。しかし、小型球形ウイルス（ノロウイルス）には季節性が少ないといわれるので、夏季の

表 3.7 乳幼児下痢症から顕微鏡により検出されたウイルス粒子（1980-82）

検出ウイルス	1980年	1981年	1982年	計	検出率（%） 陽性比	検出率（%） 全数比
ロタウイルス	41	49	32	122	67.4	30.9
アデノウイルス	6	6	11	23	12.7	5.8
大阪因子（ミニロタウイルス様粒子）	1	6	9	16	8.8	4.1
アストロウイルス	1	2	6	9	5.0	2.3
ピコルナ/パルボウイルス様粒子	4	1	2	7	3.9	1.8
カリシウイルス	2	1	1	4	2.2	1.0
検体総数	134	130	131	395		100
ウイルス陽性数	55	65	61	181	100	45.8

〔I. Oishi *et al.*, *Biken J.*, 28, 9-19（1985）〕

食中毒だからといって、ウイルス性食中毒である可能性を否定することはできない。

最近の傾向を見ると、ノロウイルスは初冬に、ロタウイルスは晩冬にピークが来る事が多い。小型球形ウイルスによる食中毒が平成9年より集計され始め、平成15年より食品衛生法施行規則の改正によりノロウイルスとして集計されたものによると、全事件数のうち20から30％、患者数では約50％となっており、想像されていたものより多い（表1.1参照）。

ウイルスのいま一つの大きな特徴は、生きた細胞の中でしか増殖できないので、細菌のように食品の中で増えることはない点である。したがって、加熱調理した食品でのウイルス性食中毒はほとんどないと考えてよい。事実、報告されている原因食をみると生カキなどの生（ナマ）物が多い。

なお食中毒というイメージからは遠いが、A型肝炎（いわゆる流行性肝炎）やポリオも食水系感染、つまり患者糞便で汚染された井戸水やプール水が原因で、A型肝炎やポリオが流行することがあり、食中毒に類似した感染様式をもつウイルス性疾患である。

4. ウイルス、寄生虫・原虫による食中毒

原虫よる"食中毒"

　原虫という言葉は、耳慣れないことであろう。原虫は真核を持つ単細胞生物であるので微生物学で扱う事が多いが、分類学的には寄生虫に属する。経口感染して食中毒（下痢を主症状とする）様疾患の原因となる原虫には、赤痢アメーバ、ランブル鞭毛虫、クリプトスポリジウムがある。

　赤痢アメーバは、5類感染症に指定されているアメーバ赤痢の原因原虫で赤痢様症状をひき起こす。念のため申し添えると、赤痢菌（細菌）による病気も赤痢をひき起こし、この場合は3類感染症として扱われる。

　赤痢アメーバは、栄養型（周囲に栄養がある場合の姿で、アメーバ運動をして、分裂増殖できる）と嚢子型（耐久型で、栄養などの条件が悪くなるとこの型に変身する）の二つの型をとる。嚢子はいろんなものに抵抗性が強く、たとえば水道に含まれるくらいの塩素濃度では死なず、感染性が残存する。栄養型の原虫が、腸管粘膜を侵し、血便、下痢、腹痛など赤痢症状をひき起こす。ときに肝臓まで入り込み肝膿瘍をひき起こすこともある。発展途上国では本症が蔓延状態にある。

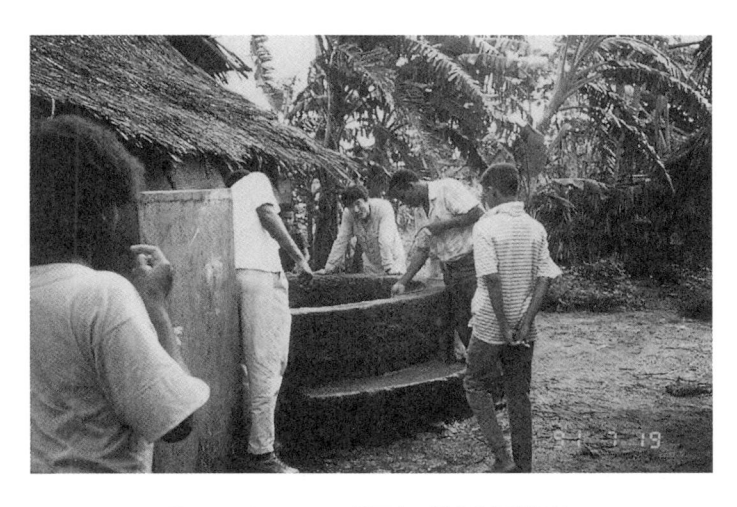

図3.7　ケニアでの井戸水の微生物汚染調査

3章 食中毒発生のメカニズム

筆者も赤痢アメーバでは苦い経験がある。1991年の夏休みに、大阪大学歯学部の学生で私たちの研究室に出入りしていたH君とMさんを、筆者が進めていたケニア国感染症プロジェクト（JICA）に連れていったときのことである（図3.7）。約1か月間滞在してケニアでの下痢症の研究の手伝いをしてもらったのであるが、そのうちの一人が、赤痢アメーバに感染してしまったのである。そして、ケニアを脱出し、インドのボンベイに着いた頃にはついに発熱と痛みのため動けなくなり、ボンベイで緊急入院して検査をうけたところ、アメーバ赤痢による肝膿瘍に罹患していることがわかったのである。幸い治療に良く反応して無事帰国できたが、赤痢アメーバが身近にあり、しかも重篤な病気をひき起こすことがあるという教訓となった。

ランブル鞭毛虫も赤痢アメーバと同じく栄養型と嚢子型の二つをとる。いわゆるランブル鞭毛虫症の原因となる原虫である。この場合も水・食品を介して経口感染する。病原性は一般に弱いが、下痢（血便とはならない）、腹痛、脂肪便、体重減少などで非特異的なものである。この原虫も発展途上国では広く蔓延しており、旅行者下痢症の原因となる。

クリプトスポリジウムは人畜共通感染症の1つであり、下痢を主症状とする腸管感染症を引き起こす。エイズ発症の指標となる。塩素消毒に抵抗性のため、先進国でも上水道を介した大きな集団感染の原因となったことがある。

寄生虫疾患

寄生虫は真核を持つ多細胞生物であるが、我が国では生鮮魚介類が好まれるので、寄生虫体を生きたまま摂取したり（例：アニサキス）、寄生虫卵の形で経口感染し、腸管のような標的臓器で形を変え多細胞生物に変化するものなど独特の生活史を持つなどから、微生物学では取り扱わないことが多い。しかし、経口的に体内に入り健康障害を引き起こす生物、という点で、食中毒と類似する。ただ、寄生虫感染では、摂食後感染症発症までが長く、原因飲食との関係が不明確なことが多いため食中毒として取り扱うのが困難である場合が大多数で、わが国での実態は不明な点が多い。ただ、特殊な食品（た

とえば、ヘビ、ドジョウ、熊など）を食べた事が有れば、因果関係が明らかになり、感染している寄生虫の種類も絞れ、診断の助けとなる。

　たとえば、旋毛虫症であるが、1974年に青森県でツキノワグマの肉を生で食べた20名のうち15名が嘔吐、腹痛、発熱、筋肉痛などを訴え旋毛虫症を発症した。これはわが国での旋毛虫症食中毒の初めての例であった。

　また、関西を中心に1980年頃より、ドジョウの踊り食いによると思われる顎口吸虫症（皮膚に移動性の線状疹があらわれる）と刺口吸虫症（下痢や発熱が主徴）などの寄生虫病が発生している。

　また、たとえば刺身（とくにサバ、ニシン、イカなど）内に入り込んでいるアニサキス幼虫を食べ、これが胃壁や腸壁に潜り込んで虫垂炎や胃潰瘍と間違われるぐらいの激しい腹痛をひき起こすことがある。これはアニサキス症といわれるもので、わが国民の生食志向という食習慣も一つの原因となり、かなりの発生が見られている食中毒様の寄生虫疾患である。

4章　食水媒介性腸管感染症
── 食中毒と3類感染症

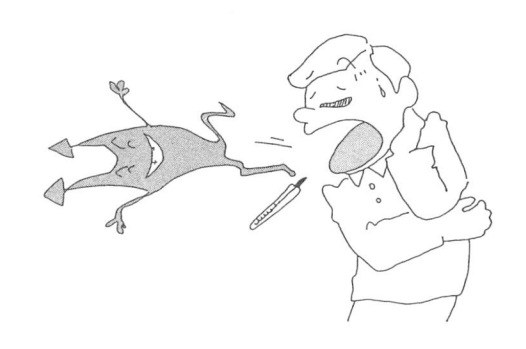

1．食中毒と3類感染症

　感染型食中毒の起こり方を考えれば、食中毒原因菌で汚染された水あるいは食品を経口摂取することで起こる。コレラや細菌性赤痢も同じような感染経路を取る。では感染型食中毒の原因菌と感染症法で言う3類感染症原因菌（かつて法定伝染病として扱われたコレラ菌、チフス菌、赤痢菌、パラチフスA菌、腸管出血性大腸菌）とは、どのような点が違うのだろうか？

　原則的なことをまとめて示すと、表4.1のようになる。つまり、①発症に要する菌量が異なる。食中毒原因菌は10万や100万個というようなたくさんの菌を食べないと発症にいたらないのに対し、たとえば赤痢菌のような3類感染症原因菌ではわずか10個程度の摂取で発症する。②伝染力が異なる。3類感染症ではヒトからヒトへ伝染してゆくように見えるのに対して、食中毒原因菌ではヒトからヒトへの伝染が起こりにくいと考えられている。ただし、

4章　食水媒介性腸管感染症 ── 食中毒と3類感染症

表4.1　3類感染症と細菌性食中毒の比較

	3類感染症	食中毒
発症菌量	少量（10–10^6 個）	大量（10^{6-9} 個）
経過	一般に長い	一過性
伝染性	強い	ほとんどない
病原性	強い	弱い

コレラや赤痢のような3類感染症でもヒトからヒトへ直接伝染してゆくのではなく、水や食品、手指などを介して伝染してゆくのであって、インフルエンザや結核のように直接伝染してゆくのではない。③食中毒では一般に症状が軽いものが多く、3類感染症では重篤になりやすい。

　以上の3点が、食中毒と3類感染症の違いである。しかし、これらはあくまでも原則的な違いであり、必ずしも厳然と区別できないことがしだいに明らかになってきている。たとえば、摂取菌量の問題では、3類感染症であるコレラ菌ですらボランティア実験で調べると発症に1万–100万個の菌量が必要である一方、食中毒型のサルモネラ属菌でも100–1,000個の菌の摂取で食中毒が発生したと思われる例も知られている。また、伝染力にしても、上下水道が発達した現在のわが国では、コレラなどのヒトからヒトへの二次感染例はほとんど起こっていないし、一方、食中毒原因菌である腸管出血性大腸菌による患者から医療スタッフへの感染（伝染）事例も報告されている。また、病気の重篤度にしても、ボツリヌス中毒の20–50％という死亡率は、食中毒は軽症で3類感染症はすべて重篤とはいい切れないことを示している。

　このように考えてみると、これらを総称して食水媒介性腸管感染症という欧米での最近の考え方には納得できる点が多い。

　本書の初版が出版された1995年ごろ、コレラ菌、チフス菌、赤痢菌、パラチフスA菌などは我が国では行政的に食中毒としての扱いをせず、法定伝染病として特別扱いを受けて来たが、1999年の改正により食中毒として取り扱うことになり、ようやく混乱から抜け出た。したがって現在ではこれらはもはや食中毒原因菌として取り上げるべきであるが、歴史的な流れを知ると共

にこれらは単に食品衛生法の適用を受けるのみならず、感染症法（3類感染症）が適用される特別な微生物であるので、本章にまとめて記述する。

2．コレラ ── 下痢疾患の王者

ビブリオ属菌とコレラ菌

　微生物の分類に関してバイブル的な書物である『バージェイ・マニュアル』の1974年度版をみると、ビブリオ属菌の菌として5菌種が掲載されているのみであったが、10年後には44数種のビブリオ属菌が知られるに及んでいる。これらのうち、ヒトに病原性を示すビブリオ属菌は12菌種で、ひき起こす病気の種類によって、①腸管感染症を起こすビブリオと、②敗血症、創傷感染のような腸管外感染症を起こすビブリオの二つに大別される（表4.2）。コレラ菌は食中毒原因菌である腸炎ビブリオと共に、腸管感染症をひき起こすビブリオ属菌の代表的な例である。

　コレラは古くからインドのガンジス川流域で風土病的に流行していた。その後、広範囲なヒトの移動が始まった19世紀初めの1817年に第一次世界的

表4.2　ヒトに病原性を有するビブリオ属菌

病気の種類	ビブリオ属菌名
腸管感染を起こすビブリオ	*V. cholerae* O1（コレラ菌）
	V. cholerae non-O1（ナグビブリオ）
	V. mimicus（ビブリオ・ミミカス）
	V. parahaemolyticus（腸炎ビブリオ）
	V. furnissii
	V. hollisae
腸管外感染を起こすビブリオ	*V. vulnificus*
	V. metshnikovii
	V. damsela
	V. alginolyticus
	V. cincinnatiensis

（注）　食中毒原因菌（3類感染症を含む）については（　）内に和名を併記した。

4章　食水媒介性腸管感染症──食中毒と3類感染症

表4.3　わが国でのコレラ流行の例

年		患者数	死者数	年		患者数	死者数	年		患者数	死者数
1877	明治10	13,816	8,027	1901	明治34	101	—	1925	14	624	363
1878	11	902	275	1902	35	12,891	8,012	1940	昭和15	0	0
1879	12	162,637	105,786	1903	36	172	139	1946	21	1,245	560
1882	15	51,631	33,784	1906	39	—	29	1964	39	3	0
1885	18	13,824	9,329	1909	42	328	158	1975	50	3	0
1886	19	155,923	108,405	1910	43	2,849	1,656	1977	52	41	1
1890	23	46,019	35,227	1913	大正2	87	106	1983	58	43	0
1891	24	11,142	7,760	1914	3	5	100	1989	59	102	0
1895	28	55,144	40,154	1918	7	—	32	1991	平成3	102	1

大流行("パンデミー"といわれる)が起こり、以後現在までに世界的流行を繰り返し、現在も1961年にインドネシアのセレベス島に始まった第七次世界大流行中にある。

とくに、これまでコレラ流行の空白地であったペルーなど南米にも1992年になって今回の第七次パンデミーが広がり、コレラ流行がまさに地球的規模で起こっており、いまなお終息の気配をみせない。

わが国の過去を振り返ってもコレラ流行に巻き込まれ、多数の犠牲者を出してきた(表4.3)。しかし、1970-1975年頃にはいったんコレラ患者0の年が続き、もはやコレラはわが国では問題とならない疾患と考えられるようになった。しかし、1975年以降再びわが国でコレラ患者の発生がみられるようになり、現在では年間50名前後の患者の発生をみている。たとえば、1999年以降では海外感染者は年25例程度だったが2004年には67例と増えている。この間、国内感染例は10-16例で推移している。

事例にみるコレラ集団発生

昭和52年(1977)6月に和歌山県有田市で、わが国では久しく発生していなかったコレラ集団発生が起こり、専門家はもとより一般大衆をパニックに陥れた。厚生省公衆衛生保健情報課編「コレラ防疫の記録──有田市を中心

2. コレラ——下痢疾患の王者

とした集団発生」をもとに事件をふり返ってみよう。

このコレラ集団発生の発端は、昭和52年6月11日に海南市民病院から湯浅保健所を通じて県衛生部に、下痢、嘔吐、脱水症状を訴えている者が入院中という通報であった。直ちに調査が開始され、6月3日-6月12日までに同様の症状を訴えている者が8人いることがわかった。当初は食中毒を疑ったが食中毒原因菌は検出できなかった。一方、コレラ菌と疑われる菌がみつかったので、これを国立予防衛生研究所へ空路輸送され、"エルトール型コレラ小川型"と決定された。

直ちに県および有田市は、コレラ防疫対策本部を設置し、防疫活動が開始された。翌16日の朝8時55分、一人の患者（71歳）が死亡した。この症例は、6月13日より下痢、腹痛、嘔吐を訴え入院し加療を受けていたが、ついに死にいたった例で、直接死因は心臓衰弱、間接原因はコレラによる脱水に伴う末梢循環不全であった。なお、同人は20年前に胃切除手術を受けていた。同日の16時46分にWHO本部に次のような通報がなされた。「コレラ患者の発生について——和歌山県有田市において、コレラ様伝染病が発見され、6月15日9名の患者が隔離され、16日1名が死亡した。2名よりエルトール小川型コレラ菌が検出された。他の6名については目下検査室診断を実施中である。感染経路については目下調査中。実施可能な予防措置がとられている」。これが第一報の内容であった。6月17日付けのWHOの報告書によると、日本のような衛生環境の整った国では大きな流行にはいたらないであろうとのことであったが、最終的には、真性患者23名、疑似患者18名（うち1名が死亡）、保菌者58名、計99名のコレラ大集団事例に発展した。

なぜこのような結果になったのであろうか？　まず感染源であるが、いずれの患者（あるいは保菌者）も、本人はもとより家族も国外のコレラ汚染地に行っていないこと、患者相互の直接の接触関係もないことから、その追求は困難をきわめた。最終的には患者発生のピークより約2週間前にフィリピン旅行から空路帰国した一旅行者が下痢を訴えていたことがわかり、この患者が今回の初発事例（感染源）と推定されるにとどまった（図4.1）。

4章　食水媒介性腸管感染症 —— 食中毒と3類感染症

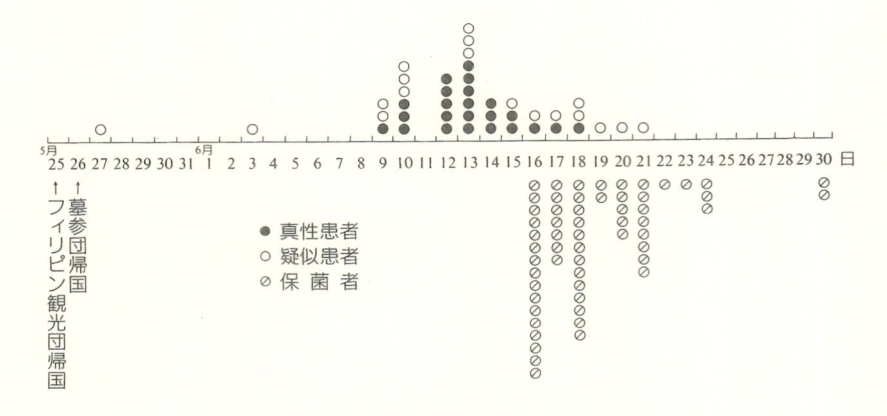

図4.1　有田市でのコレラ発症状況
（発症日は、真性および疑似患者については症状が現れた日、保菌者については検体採取日）

では、これを認めるとして、どのように流行が広がって行ったのであろうか？　これもまた難題であった。たとえば、①弁当屋の従業員の一人が保菌者であったので弁当を介して広がった？　②簡易下水道のコレラ菌汚染が証明されたことから、ネズミ、ゴキブリ、ハエなどによって食品が汚染され、コレラが広がった？　③下水道近くに井戸があり、この井戸水がコレラ菌に汚染されていた？　などいくつかの感染拡大ルートが考えられたが、特定できず、複数のルートがからまった流行の可能性が考えられた。

コレラの散発事例

筆者らが自ら経験したコレラの散発事例を紹介しておこう。

患者は56歳の男性でT市在住、海外渡航歴はない。昭和56年（1981）9月1日、某家との祝い事に某スーパーマーケットより冷凍食品（エビ、イカ、ブリ、ハマチ）を買い求めて自宅で料理して食べた。9月2日夜半より悪心、嘔吐、水様性下痢が出現した。9月3日午前3時頃より、上記症状が増悪し、全身の冷感や下肢のケイレンも加わり、午前6時30分頃に救急車で某病院に入院した。入院後の検査と診察結果から虫垂炎として、午前11時30分より

2．コレラ──下痢疾患の王者

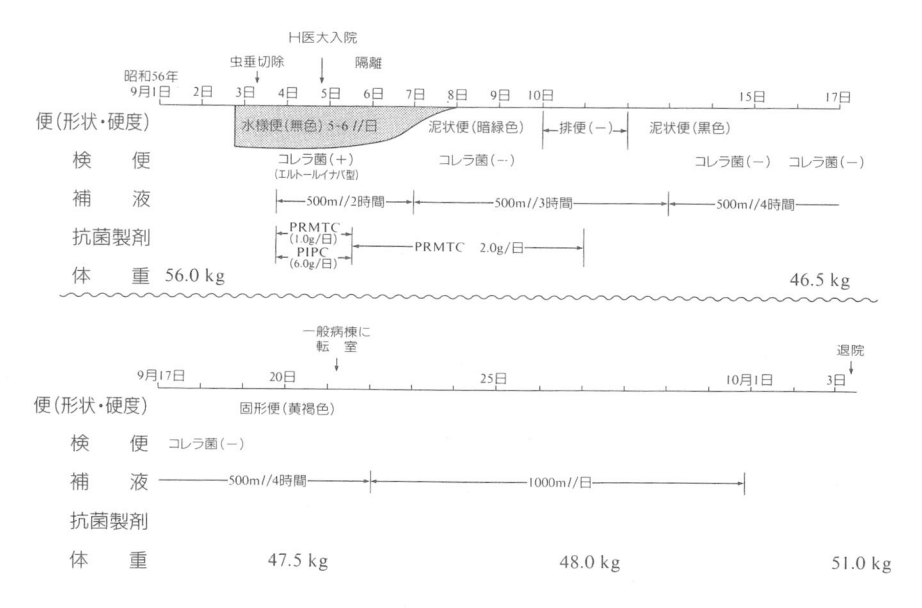

図 4.2　コレラ散発事例の臨床経過

手術を実施した。しかし、症状は軽減せず、乏尿をきたし急性腎不全を疑い、H医大救命救急センターへ転送された。9月4日同医大細菌学教室でコレラ菌が検出されたので、A市民病院伝染病棟に隔離入院した。その後の経過は図 4.2 のようで、10月3日に軽快退院できた。ちなみに大量の輸液が行われたにもかかわらず、患者の体重は約2週間で約 10kg 減少した。コレラによる強い脱水症の存在を示唆するものである〔甲田徹三、倉堀知弘、柳ケ瀬康夫、庄司宏、本田武司、三輪谷俊夫：国内感染したエルトールコレラの症例および環境調査：感染症学雑誌、57：162-170（1983）より抜粋引用〕。

コレラ菌とは

　コレラ菌は1本のベン毛を持ち活発に動きまわる桿菌（図 4.3）といわれる形をしている。コレラ菌は、アジア型コレラ菌とエルトール型コレラ菌の二

つの生物型に大別される。コレラ菌の第一発見者は1854年のパチニ（Pacini, 1812-1883）であるが、コレラの病原菌としてコレラ菌を明確にしたのは、有名な細菌学者であるコッホ（Koch, 1843-1910）である。パチニは1852年に始まる第三次世界大流行時に、そしてコッホは第五次の世界大流行時の1884年に、それぞれエジプトとインドのコレラ患者からコレラ菌を発見した。いずれも現在でいうアジア型（あるいは古典型）コレラ菌であった。このタイプのコレラ菌は、いずれもインドのベンガル地方から始まり、第一次から六次までの"パンデミー"の原因となった。

ところで、現在流行中の第七次パンデミーは、1961年にセレベス島から始まるエルトール型コレラ菌によるものである。この両者は、表4.4に示したような点で異なる。

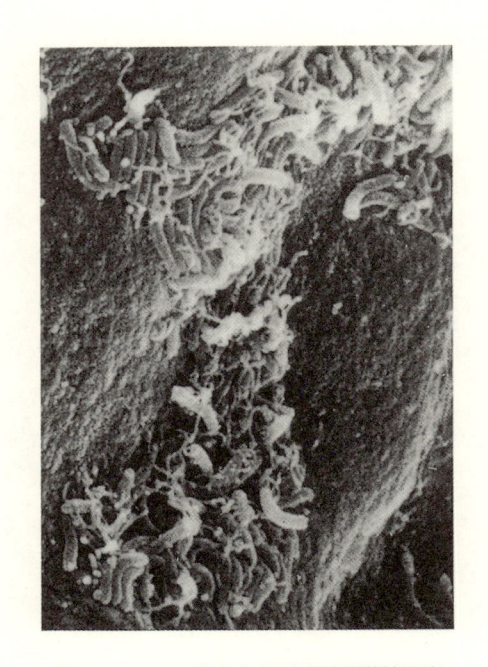

図4.3　コレラ菌の走査型電子顕微鏡写真
腸管上皮細胞に定着するコレラ菌で、やや湾曲した菌体から1本の鞭毛が出ているのがわかる。

2. コレラ――下痢疾患の王者

表4.4 コレラ菌の生物型の鑑別

性　　　状	生　物　型	
	アジア型	エルトール型
溶血性（ヒツジ赤血球）	−	＋*
赤血球凝集反応（ニワトリ赤血球）	−	＋
Voges-Proskauer テスト	−	＋
ポリミキシン B 感受性	＋	−
MuKerjee のファージⅣ感受性	＋	−
エルトールファージⅤ感受性	−	＋

＊近年の分離株には（−）のものも多い。

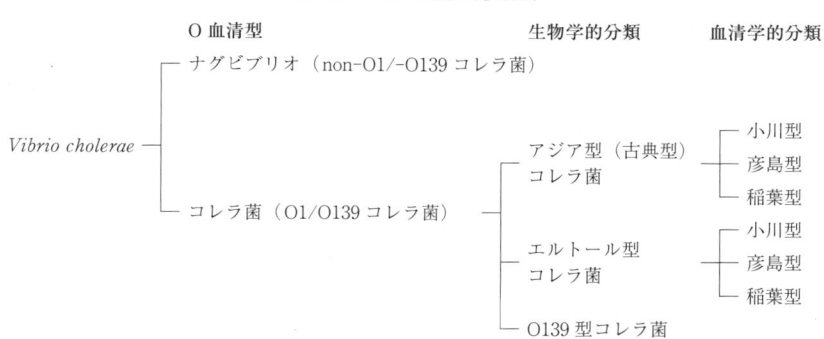

表4.5 コレラ菌の分類法

```
                O 血清型                           生物学的分類            血清学的分類

                ┌─ ナグビブリオ（non-O1/-O139 コレラ菌）
Vibrio cholerae ─┤                                                    ┌─ 小川型
                │                                  ┌─ アジア型（古典型） ├─ 彦島型
                │                                  │  コレラ菌            └─ 稲葉型
                └─ コレラ菌（O1/O139 コレラ菌）────┤                    ┌─ 小川型
                                                   ├─ エルトール型       ├─ 彦島型
                                                   │  コレラ菌            └─ 稲葉型
                                                   └─ O139 型コレラ菌
```

　ところが、コレラ菌は上述の生物型による分類に加えて、抗原性の違いでも分けられる。まずO抗原（菌体表面にある抗原）をもとに、O1という抗原をもつコレラ菌とそれをもたないコレラ菌に2大別される。ヒトに強い病原性（つまり致死性の激しい下痢、コレラ）を示すのはO1抗原をもつもので、いわゆるコレラ菌（正確にはO1コレラ菌）のことである。O1抗原をもたない菌の方は、2章で食中毒原因菌としてすでに述べたナグビブリオである。したがって、学術的にコレラ菌を表示するには *Vibrio cholerae* O1 と書く。一方、O1以外の抗原性をもつ"コレラ菌"は、*Vibrio cholerae* non-O1 あるいは non-agglutinable（NAG）vibrio（いわゆるナグビブリオ）と総括されてよばれ

る（表4.5）。いうまでもなくコレラ菌は3類感染症であるコレラの原因菌で、ナグビブリオは食中毒原因菌として取り扱われる。ナグビブリオはO2-O138まで区別されていたが、最近（1993年）、O139抗原をもつナグビブリオがインドや東南アジアで流行しはじめ、しかもO1コレラ菌による病気と区別できない激しい下痢を引き起こし、新型コレラとして注目されている（2章参照）。

O1コレラ菌の抗原性はさらに、稲葉型、小川型、彦島型の三つの血清型に細分類される。これらは、菌の一つのマーカーとして使われ、伝染経路などの解析に利用される。

したがって、患者から分離したコレラ菌は、生物型でエルトール型か古典型かを決め、血清型で稲葉、小川、彦島型を決め、たとえば有田市コレラ事例で発表されたように、「小川型のエルトール型コレラ菌を分離した」などと表現する。

コレラ毒素は最強のエンテロトキシン

コレラ菌による激しい下痢の直接の原因は、すでに1884年にコッホが予言（？）したようにコレラ毒素とよばれるタンパク性毒素である。これを1959年インド人学者のDeが動物実験で実証し、ついに1969年にアメリカの学者フィンケルスタインがコレラ毒素を純粋にとり出すことに成功した。

コレラ毒素（図4.4）は、毒作用を発揮する分子量28,000のAサブユニット（このサブユニットはA_1とA_2のポリペプチド性のフラグメントがS-S結合でつながっている）と毒素を標的細胞上の受容体であるGM_1ガングリオシドに結合させる機能をもつBサブユニット（分子量約10,000のBモノマーの5量体）から成っている。このA_1フラグメントが細胞に"偽"の指令を与え、細胞はアデニル酸シクラーゼという重要な酵素をフル動員してcAMPをつくり、下痢を起こす。

コレラ毒素は現在知られている下痢毒素の中で、最も激しい下痢をひき起こし、いわゆるエンテロトキシン（下痢をひき起こす毒素。エンテロ：腸、トキ

2．コレラ——下痢疾患の王者

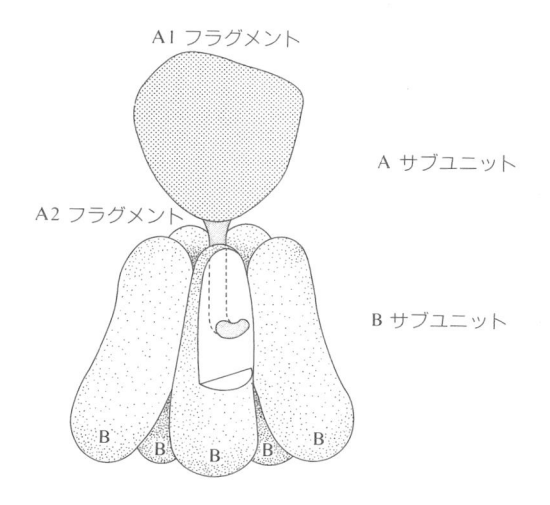

図4.4 コレラ毒素の構造
Aサブユニット（A1 + A2）1個とBサブユニット5個からできている

シン：毒）の代表的な毒素である。なお最近、コレラ菌はコレラ毒素以外にもZOTやACEと名付けられた下痢因子を産生することも明らかにされ、エルトール型コレラ菌の産生する溶血毒も下痢の原因となっている可能性もいわれている。

コレラの発症機構と臨床

　このような下痢起因性の毒素のほかに、コレラ菌はTcpやCepさらにAcf線毛という腸管に定着するための重要な病原因子（いわゆる定着因子）を産生していることも明らかになってきた。
　したがって、コレラ菌は毒素原性大腸菌の発症機構で説明したのと同様に、①経口摂取されたコレラ菌が胃酸の中を生き残り、小腸粘膜上皮細胞にTcp線毛などを介して付着・定着し、②毒素（コレラ毒素を主にZOTやACE毒素やエルトール型溶血毒）を産生し、③それぞれの毒素が上皮細胞になんらかの生化学的変化をもたらし、下痢をひき起こすと考えられている。典型な場合

4章　食水媒介性腸管感染症──食中毒と3類感染症

は、米のとぎ汁様の下痢便をみる。

　ちなみに、コレラ菌は胃酸に弱く、ボランティアで感染実験する場合は、重炭酸ソーダのような胃酸中和剤の併用が必要である。胃酸がコレラ菌の腸への侵入のバリアーになっているからである。たとえば、有田コレラ事例で出た唯一の死亡例では、以前に胃切除を受けていたため大量のコレラ菌感染が起こったと考えられている。

　したがって、コレラに対する有効なワクチンの開発が成されていない現在、過労や暴飲暴食をさけ健康な胃液分泌が行われるように体調を整えることは、重要なコレラ予防法といえよう。

　なお、コレラの主症状と死亡の主な原因は激しい下痢による脱水症である。強い脱水症の場合は、洗濯婦（シワが目立つ）の手、コレラ顔貌（目が落ち込む）と言われるような症状を認める。この脱水症に対しては静脈内補液も重要であるが、それができない場合は、電解質（食塩、重炭酸ソーダ、塩化カリウム）と糖（グルコース）入りの水分を経口補液することを WHO は推奨している。この処方内容は日本古来の「おもゆ＋梅干し」に似ており、「おもゆ」の下痢への有効性が世界的に認められつつあると言える。いずれにしても、この単純な経口補液で、コレラによる死亡率が約50％から数％に減ることが明らかになってきているのは、コレラ治療上画期的な進歩といえる。

　コレラでは粘膜上皮が器質的に障害されるのではなく、機能的に障害されて下痢が起こる。そのため、経口摂取された電解質と水はグルコースと共役して下痢をおこしているコレラ患者でも吸収されるのである。現在、WHO は経口補液がコレラをはじめ各種の下痢症の治療に有効という世界的なキャンペーンを展開中である。ただし過信は避け、利用できるなら脱水症用輸液（いわゆる点滴）を受けるべきである。

　なお、この「おもゆ」は日本人の生活の知恵の一つと思われるが、すでに740年頃に書かれた『類聚符宣抄（ルイジュウフセンショウ）』に、下痢には今でいう「おもゆ」を食べなさいと記載されているので、わが国の古代人の先見性に驚く。

　コレラは2008年の感染症法の改正により3類感染症に移され、検疫感染症

からも除かれた。CT 産生性の O1 および O139 コレラ菌の所持、輸入、運搬などの取り扱いは 4 種病原体として扱う。

3．腸チフス・パラチフス

増加するチフス症

　まず、平成 2 年（1990）6 月 14 日付読売新聞の記事を紹介しよう。見出しは大きく「腸チフス患者急増」で、サブタイトルは「厚生省調査――半数近くは海外感染」とある。内容の一部を紹介してみると「年間 1,000 万人といわれる海外旅行ブームの影響で、海外で 3 類感染症の腸チフスに感染した患者が急増していることが、14 日までの厚生省の調べで明らかになった。死亡例や二次感染例は確認されていないが、今年の腸チフス患者約 50 人のうち半

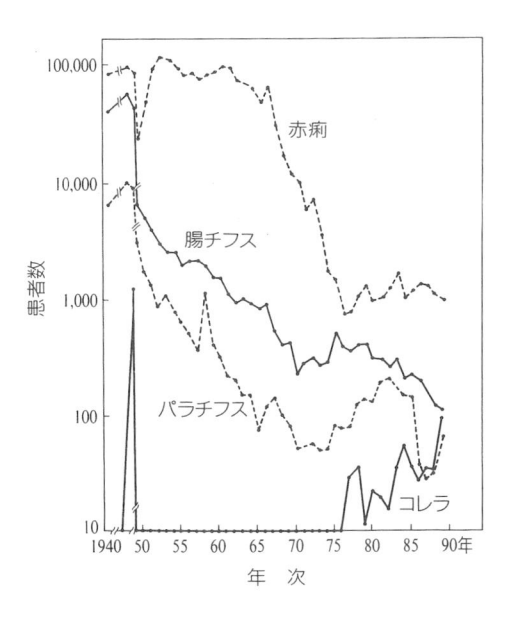

図 4.5　消化器系法定伝染病患者数の推移
（1994 年『国民衛生の動向』p.438 より）

数近くは海外感染とみられる。インド、パキスタン、ネパールなどアジア地区でこれまで腸チフスの特効薬と知られているクロラムフェニコール、アンピシリン、ST 合剤などの抗菌剤に耐性をもつ危険な腸チフス菌が検出されており、事態を重視した厚生省では、注意をよびかけている」。

腸チフス・パラチフスの年次別発生数を図 4.5 に示してみたが、コレラと同様 1970-1975 年頃を底部として、それまでの減少傾向がストップし、横バイ状態になっていることに、注目しなければならない。2008 年でみてみると、腸チフス 58 事例（このうち 49 例は輸入例）、パラチフスは 27 例（このうち 26 例は輸入例）であった。この傾向が赤痢やコレラでもみられており、この頃よりこれらに共通した理由が社会の大きな変化の中にあると考えられ、警戒しなければならない。

腸チフス菌とパラチフス A 菌

腸チフス菌およびパラチフス A 菌はサルモネラ属菌の仲間の菌で、それぞれ学名で書くと *Salmonella* Typhi および *Salmonella* Paratyphi A となる。このように記載すると、チフス菌もパラチフス A 菌もサルモネラ属に属する菌であることがよくわかる。

ところで、サルモネラ属菌で起こる急性胃腸炎タイプの食中毒の病気は「サルモネラ症」と総称される。これに対して、チフス菌で起こる病気は「チフス症」とよばれ、3 類感染症として取り扱われる。

チフス菌およびパラチフス A 菌は、食中毒原因菌となるサルモネラ属菌とどう違うのであろうか？　一つは、後述のように菌血症を伴った全身感染症である「チフス症」という重篤な病気を起こすか否かという点である。二つ目の相異点は、チフス菌およびパラチフス菌はヒト以外の動物（の腸管）が保菌することがないのに対し、他の多くの食中毒型サルモネラは動物が保菌する点である。三つ目の相異点は、食中毒型サルモネラは食中毒（サルモネラ症）をひき起こすのに要する菌量が 10 万-100 万個であるのに対し、チフス、パラチフス菌では 10-1000 個という少量の菌の摂取で発症する点である。

3. 腸チフス・パラチフス

ところで、一部これらに反する例外もあることに少し言及しておく必要があろう。一つは、パラチフス菌のうち、パラチフスB菌についてである。この菌はかつて3類感染症（つまり、パラチフスA菌と同じ）として取り扱われてきたが、食中毒原因菌であるサルモネラ血清型ジャバ菌がパラチフスB菌と分類鑑別できないうえに、パラチフスB菌が食品や環境からも検出されるなどの点から、パラチフスB菌は3類感染症原因菌からはずされた。

一方、サルモネラ血清型センダイは、臨床的には"チフス症"と区別できない疾患の原因となるにもかかわらず、行政的には食中毒原因菌として取り扱われている。これらの例にみられるように、行政的にいう食中毒原因菌と食水系腸管感染症の境界が学術的には必ずしも明確ではないことを改めて指摘しておきたい。

チフス症とはどんな病気か

いわゆる腸チフスとパラチフス（いずれも病名）を総称して、"チフス症"という。この病気を定義しておくと、「患者または保菌者の糞便や尿に含まれるチフス菌またはパラチフスA菌を経口感染して起こる全身性疾患で、3類感染症の一つ」となる。鑑別すべきチフス様疾患の原因には次のようなものがある。細菌による腸チフス、パラチフスA（サルモネラ属菌）と発疹チフスの原因とされる発疹チフスリケッチア。これらは、以前は同一の原因と考えられてきた。チフス症の予防には、弱毒生ワクチン（経口接種）と経皮（注射）ワクチンがあるが、日本では未承認である。

サルモネラ属菌は、主として全身性感染症であるチフス症、あるいは食中毒の原因となるサルモネラ症の原因となるが、いずれも侵入性を発揮して病原性を示す。病原性の詳しい点は十分明らかにはなっていないが、乳幼児では重篤になり易く敗血症を伴うなど、年齢などでも感受性が異なる。

最近の知見をまじえて細胞侵入性を復習（2.5節参照）しておくと、胃酸に耐え小腸下部に到達したサルモネラは、鞭毛の運動性などにより腸管上皮細胞に付着（付着過程）し、TTSS（3型分泌装置）を介してエフェクター分子が

注入され、細胞膜のラフリングなどを引き起こし菌を細胞が取り込むようにしむけ、細胞侵入性を果たす（侵入過程）。このために必要な病原因子（エフェクターと呼ばれる）やその分泌装置は染色体の特定の部位に集合して存在し、Salmonella Pathogenicity Island（SPI）-1 と名付けられている。サルモネラはさらに SPI-2 のコードするエフェクターにより細胞内の殺菌装置（リソソームとの融合によるエンドソーム）の形成を阻害して細胞内で増殖（細胞質内増殖過程）し、隣接細胞に感染拡大する（細胞間拡散過程）。そして菌体 LPS（細胞内毒素：エンドトキシン）や鞭毛などを介して壊死や炎症を引き起こし、下痢となる（壊死・炎症過程）。一部のサルモネラ（チフス菌、パラチフス菌）は粘膜固有層に向かいマクロファージなど食細胞に取り込まれ、全身に感染が拡大する（敗血症）。

　このように腸チフスの場合、経口摂取された菌は回盲部のリンパ組織で増殖し、血流中に入って敗血症を起こす。高熱、バラ疹（皮疹）、脾腫などが主症状である。発症後 2-3 週間くらいで抗体（ウイダール反応で証明する）が出現し、回復期へ向かう。この間チフス菌は体の種々の部位に侵入するので、それに応じて検体を採取し検査する必要がある。発症後 3-4 週間目には極期か

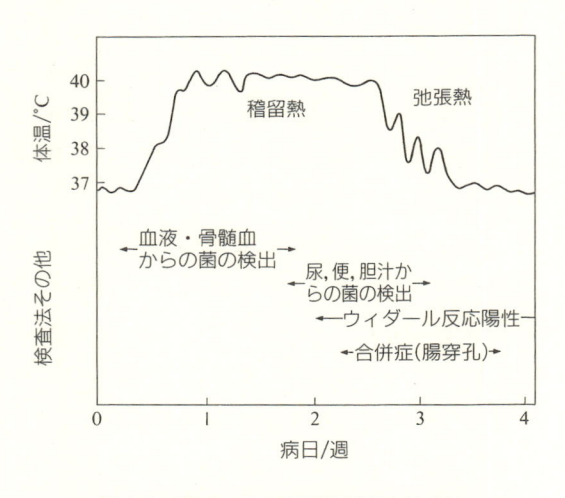

図 4.6　腸チフスの定型的経過と検査法

ら回復期に向かう。死亡する例もあり、死因は種々の合併症と共に本症に特異な腸穿孔、腸出血などである。これらの経緯は図4.6に示した。腸チフスから回復すると終生免疫が成立する。一部には回復した後も数か月あるいは1年以上にわたり菌を排出し続ける例（病後保菌者という）もあり、健康保菌者と共に、感染源として重要である。保菌者の多くは胆石症を有し、胆嚢内にチフス菌を保有している。

パラチフスは腸チフスとほぼ同じ経過をとるが、一般に軽症である。

4. 赤 痢

2種類の病原体と2種類の病態——紛らわしい赤痢

赤い下痢、つまり血液の混ざった下痢を意味する赤痢は、3類感染症として取り扱われる一つの病気（正確には病状）である。

実は、この赤痢をひき起こす微生物には2種類ある。このような例は、数多い食中毒および3類感染症原因菌の中でも唯一のものである。この2種類の原因微生物は、すでに前章で述べた赤痢アメーバという原虫と、ここで述べる赤痢菌という細菌である。

なぜこのようなことになったかというと、20世紀中頃まで、赤痢という病気が赤痢アメーバによるものと細菌（赤痢菌）によるものがあることを知らなかったためである。現在ではこの区別が可能なので、赤痢菌による赤痢はアメーバ赤痢と区別して細菌性赤痢とよばれる。感染症法では後者を3類感染症として扱い、アメーバ赤痢は5類感染症として扱う。なお、赤痢菌感染はヒト糞便汚染食品・水などを介して経口感染する。アメーバ赤痢も赤痢菌と類似して経口感染するが、近年は男性同性愛者間の感染が多く性行為感染症の1つとして重要である。また、合併症として肝膿瘍が知られている。

前項ですでに触れた（図4.5参照）ように、わが国のこれまでの赤痢の発生状況をみてみると、環境衛生の向上などに伴って赤痢患者は急激に減少してきたのがわかる。しかし、昭和50年（1975）頃をターニングポイントとして、

4章　食水媒介性腸管感染症——食中毒と3類感染症

減少傾向にストップがかかり、横ばいないし、漸増に転じ、現在にいたっている。この様子は、コレラや腸チフスでみられる傾向と酷似している。

志賀潔博士が発見した赤痢菌

　志賀潔博士は伝染病研究所（現在の東京大学医科学研究所）の北里柴三郎博士の門下生となってわずか1年後の明治25年（1892）に赤痢菌を発見し、ドイツ語で *Bacillus dysenteriae* として報告した。日本人が世界に先駆けて発見した数少ない病原菌の一つである。

　現在、赤痢菌の学名には *Shigella* が用いられているが、これは発見者の Shiga（志賀）の名前に由来するものである。

　現在赤痢菌は、血清型や生化学的性状の違いからA群、B群、C群、D群の4群に分けられている。これらのうち志賀潔が発見したのはA群（の血清型菌）であり、A群菌は志賀赤痢菌ともよばれる。

　これら4菌群のわが国での流行を経年的に見てみると、最初病原性の強いA群が流行したが、間もなくB群の流行に移行した。このB群が長い間流行を続けたが、昭和40年（1965年）頃よりD群が主流となり、昭和45年頃にはこのD群が全赤痢菌の9割を占めるにいたった。その後、近年は輸入感染症のかたちで発症する事例が増え、流行菌株が多彩となる傾向にある。

赤痢菌の武器は細胞侵入能力

　赤痢菌は、すでに詳しく述べた"感染侵入型"の攻撃力をもった代表的な菌である。簡単に本菌による発病過程を復習しながら考えてみると、①菌の腸管上皮細胞（主としてM細胞）への付着［付着過程］、②菌の上皮細胞への侵入［侵入過程］、③菌の細胞内での増殖［細胞内増殖過程］、④菌の隣接細胞への拡散［細胞間拡散過程］、⑤［壊死・炎症過程］が進行して病巣部位が広がり、潰瘍を形成してゆく。不思議なことに、チフス菌などは腸管上皮細胞にとどまらず体の奥へ奥へと侵入して血液中に入り敗血症をひき起こすのに対して、赤痢菌はあくまで大腸粘膜上皮細胞にとどまり、次つぎと隣の腸

管上皮細胞を横へ横へと広がってゆく。

このようにして、腸管上皮細胞を次つぎに破壊し、潰瘍を形成し、血便や粘血便をひき起こし、いわゆる"赤痢"という病態にいたるのである。

疫痢とは

赤痢の主症状は、1-4日間の潜伏期の後に現れる膿粘血便や発熱、腹痛、しぶり腹（テネスムス）などである。ところで、小児の赤痢では、これらの症状のほかに神経障害や循環器障害を伴うことがあり、この病態は"疫痢"とよばれる。

疫痢は死亡率も高く恐れられた疾患であったが、流行菌群の変化、つまり強毒なA群赤痢菌の減少や栄養状態の改善などの理由で、近年、わが国ではほとんど見られなくなってきている。

この"疫痢"も赤痢菌による病気であるので、3類感染症の一つであった。3類感染症でいう"赤痢"には、細菌性赤痢とアメーバー性赤痢があることをすでに述べたが、赤痢の中に"疫痢"という別の病名（病態名）があることになり、赤痢にまつわる話は少々まぎらわしい。

ところで、"疫痢"の病態そのものの特徴とA群赤痢菌感染で起こりやすかったという事実から、一つの考えが浮かび上がってくる。それは2章でふれた腸管出血性大腸菌のことである。

この菌の感染では神経症状などを伴う血栓性血小板減少性紫班病（TTP）や溶血性尿毒症症候群（HUS）が合併症としてみられること、また一方、A群赤痢菌は"志賀毒素"といわれる神経毒、細胞毒、腸管毒の作用を併せもつ毒素を産生するが、これが実は腸管出血性大腸菌の出すベロ毒素（VT1）と同じであることなどが、近年明らかになってきている。疫痢と腸管出血性大腸炎のこのような類似性から、疫痢の直接的な原因として志賀毒素（ベロ毒素）の関与が疑われるのであるが、これはあくまでも推測にすぎない。

5章　国際化社会と腸管感染症

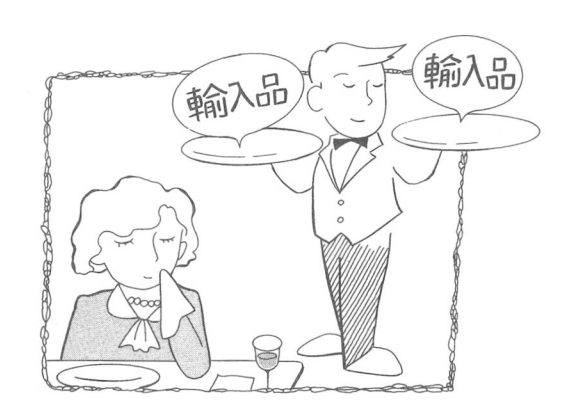

　現代の日本はグルメブームで、町には多国籍料理がならび、国民は豊かな食生活を楽しんでいる。しかし、この豊かな食品はイコール安全か？　という疑問が、本書のモチーフでもあった。

　衛生教育や医学の進歩にもかかわらず、わが国の食中毒の発生数は過去50年間ほとんど減少していないこと、食中毒とほとんど同じ感染様式をとる食・水媒介性感染症であるコレラ、赤痢、腸チフスなど、かつて猛威をふるった消化器系感染症も昭和45-50年（1970-1975）頃をターニングポイントとして減少傾向がとまり、むしろ逆に増加に転じてきたこと、などをここまで述べてきた。

　本章では、これまでに述べてきたことをふり返りながら、安全な水・食品の供給にどのような問題が隠れているか、について考えてみたい。

1. 国際化社会に伴う食水媒介性腸管感染症の変貌

　ふり返れば、人類はその誕生以来長く自給自足的な生活を続けてきた。やがて互いの持ち物を交換して過不足のバランスをとる物々交換の生活に入り、さらには国家が誕生し、ついには国と国との間での物の取引きが行われ過不足を補い合う生活にいたった。この流れは、現在のわが国でも例外ではなく、工業製品を輸出し、食料品は輸入に頼るという図式でわが国は発展をとげてきた。現代は互いに相手国が存在して、はじめてバランスのとれた生活ができるという時代になっているといえよう。その意味で、長い目でみればたしかに国と国との間の境は必然的に低くなり、いわゆるボーダーレス時代になりつつある。

食料輸入超大国、日本

　かくして、わが国は経済大国といわれて久しいが、一方で"食料輸入超大国"という顔ももち合わせることになった。

　原油輸入総額より食料輸入総額の方が大きい、といえば驚かれる読者も多いかもしれないが、これがわが国の現状である。そして、われわれはいま、この飽食のグルメブームを享受しているのである。

　しかし、その代価として、これまでわが国には存在しなかったような病原菌が輸入食品と共に入り、食中毒はいっこうに減らず、食中毒の原因菌が近年多様化するという大きな問題点をかかえることになった。わが国の厚生省はこの現状に対応して、昭和57年（1982）に新たに9菌種を食中毒原因菌として追加指定したのであった（図5.1）。

海外旅行ブームの落とし穴

　また、わが国民の経済的な余裕も手伝って、海外旅行ブームも盛んである。平成3年度（1991）には、わが国から海外へ出かけた人たちはついに1,000

1. 国際化社会に伴う食水媒介性腸管感染症の変貌

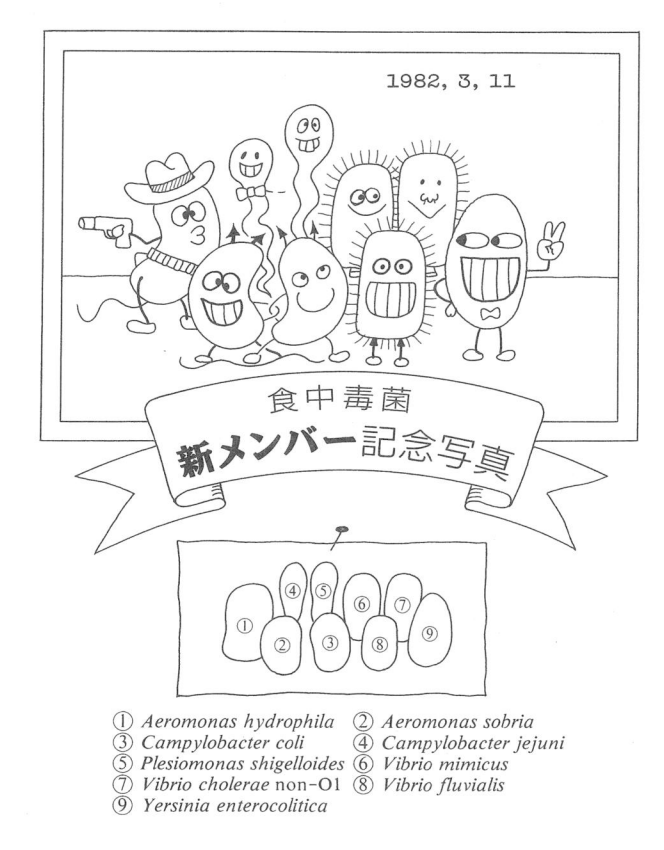

① *Aeromonas hydrophila* ② *Aeromonas sobria*
③ *Campylobacter coli* ④ *Campylobacter jejuni*
⑤ *Plesiomonas shigelloides* ⑥ *Vibrio mimicus*
⑦ *Vibrio cholerae* non-O1 ⑧ *Vibrio fluvialis*
⑨ *Yersinia enterocolitica*

図5.1　1982年3月11日付け厚生省通達で新しい食中毒原因菌に指定された9菌種（井辺幸子さん原図）

万人の大台を超え、最近では1500万-1700万人を数える。逆に外国人300万人（2009年度は約800万人）がわが国へ旅行者としてまた労働者として来日している。

　日本人の海外旅行先のトップは、ハワイ・グアムを含めた米国で約280万人、以下韓国が100万人、香港75万人、台湾67万人などで、伸び率ではタイの53％などが目立つ。逆に外国からの入国者でみると、韓国約50万人、台

湾約44万人、米国約38万人などで、伸び率でいうとブラジル（149％増）、タイ（41％増）などが目立つ。これらの人の往来は、腸管感染原因菌の運搬者となりうる点で重要である。このことはまた、エイズをはじめ種々な感染症の"輸入経路"としての側面も指摘されている。いずれにしても、わが国の国際化、ボーダーレス化が急ピッチで進んでいるというのが、多くの人の実感である。

2．旅行者下痢症の諸問題

経済大国に成長したわが国では、海外旅行者が増加の一途をたどっている。昭和45年（1970）には約200万人にすぎなかった出国者が、現在ではついに1,000万人を越えるにいたり、まさに国際化時代に突入してきたといえる。一方で、この国際化に伴い、過去の努力でわが国から駆逐できた種々な病気が"輸入感染症"として再来しはじめ、関係者は危惧している。旅行者下痢症も重要な輸入感染症の一つである。

旅行者下痢症の実態

筆者の研究室では大阪空港検疫所の歴代の検査室長（順に阿部久夫、池田長繁、下入佐賢治、楠井善久、松本泰和、橋本智の各氏）と共同して昭和54年（1979）以来、断続的に約20年間旅行者下痢症の原因菌検索のモニタリングを続けてきた。その成果の一部である昭和62年（1987）から平成2年（1990）の間の集計（表5.1）を見てみよう。大阪空港を利用する1年間の海外旅行者は約150-200万人で、帰国時に下痢を訴えた者は年間約4,000-5,000人であった。これらのうち、医師が診察して検便をした方がよいと判断された症例は年間1,500-1,900人であった。申告者に対する検便実施率は30-35％であった。これらの患者の下痢便について原因菌を検査した成績が表5.1に示されている。

検出された原因菌で分離頻度が高かったのは、サルモネラ、プレシオモナ

2. 旅行者下痢症の諸問題

表5.1 大阪空港検疫所で調べた海外旅行者下痢症の原因菌

年　度	1988	1989	1990
検便数	1,801	1,583	1,546
原因菌の検出（％）	443 (24.6)	545 (34.4)	622 (40.2)
O1コレラ菌（毒素産生性）	0	1	1
O1コレラ菌（毒素非産生性）	3	3	0
non-O1コレラ菌	37 (8.4)	31 (5.6)	18 (2.9)
腸炎ビブリオ	102 (23.0)	119 (21.8)	90 (14.5)
ビブリオ・フルビアーリス	1	14	9
ビブリオ・ミミカス	0	4	4
赤痢菌	92 (20.8)	117 (21.5)	77 (12.4)
チフス菌	0	1	0
パラチフスA菌	0	0	0
サルモネラ属菌	89 (20.1)	121 (22.2)	108 (17.4)
腸管侵入性大腸菌	1	4	4
腸管病原性大腸菌	0	1	0
毒素原性大腸菌	73 (16.5)	106 (19.4)	126 (20.3)
プレシオモナス・シゲロイデス	112 (25.3)	145 (26.6)	330 (53.1)
エロモナス・ヒドロフィラ	4	—	0
エロモナス・ソブリア	10	—	2

ス・シゲロイデス、毒素原性大腸菌、腸炎ビブリオ、赤痢菌の5種類であることがわかる。これらの原因菌だけで、旅行者下痢症全体の9割を越える。このような傾向は現在も続いていると思われるが、検疫法の見直しでコレラが検疫対象からはずれたため、下痢便検体が採取できなくなり表5.1のような解析データは近年では得られなくなった。

これらのうち、3類感染症の原因菌である赤痢菌を除いた菌種は、いずれも以前から食中毒原因菌に指定されているものである。これらの食中毒原因

菌4菌種のうち、プレシオモナス・シゲロイデス以外は、わが国で発生する食中毒の原因菌としても頻度の高いものである。逆にいうとプレシオモナスは、旅行者下痢症に特別に多い菌種として注目される。

旅行者下痢症の推定感染国は、サルモネラは主として東南アジア（順にタイ、フィリピン、シンガポール、インドネシア）が多く、腸炎ビブリオは、旅行者に生鮮魚介類を多く提供するタイ、フィリピン、シンガポール、台湾、香港、韓国の順に多い。

毒素原性大腸菌は、インド、タイ、インドネシア旅行者から多く分離された。一方、プレシオモナスはタイ、インド旅行者に多く、続いてインドネシア、シンガポール旅行者の下痢原因菌となっていた。

わが国で法定伝染病の原因菌として取り扱われていた赤痢菌とコレラ菌についてみると、赤痢感染者はインド旅行者に突出して多いのが注目される。一方、大阪空港検疫所で見つかるコレラの患者数は、年間平均1-2例である。過去8年間の成績をみると、インドネシア、フィリピン、台湾旅行者から複数のコレラ患者が、中国、タイ、インド、ネパール旅行者から各1名ずつコレラ患者が見つかっている。

混合感染事例の多い旅行者下痢症

旅行者下痢症のもう一つの特徴は、混合感染例が多い点である。混合感染とは、複数の菌に同時感染した状態をいい、日本国内で感染する場合の多くが1種類の菌に感染する単感染事例であるのと対照的である。

旅行者下痢症の場合、混合感染例は約20％の症例で認められ、際だって多い。たとえば、毒素原性大腸菌＋プレシオモナス＋サルモネラの組合せや、サルモネラ＋腸炎ビブリオ＋ナグビブリオというような三つの異なる菌に同時（混合）感染する例も認められた。いかに濃厚に汚染された、まるで残飯のような"汚い"食品を海外旅行中に食べているかがわかり、無視できない。

この事実を検査する側からいうと、一つの病原菌を検出した時点で検査を終了せず、常に混合感染の可能性を念頭において検査を進めるべきである。

混合感染事例でもう一つ重要な点は、これまでの教科書で扱われている病気の記述が、いずれも典型的な単数菌感染症に関するものであるが、混合感染事例では、これまで経験しなかった病態が出現するため、臨床鑑別診断が困難な場合が増えてきている点である。
　また、感染の本態を十分理解せずに、抗生物質にたよりきる若い医師が増えていることも問題点として指摘されている。また、昔流行したコレラなどの伝染病の診察経験を持たない世代の医師が多くなったため、医療関係者自らの再教育の必要性もいわれている。

3．輸入感染症と検疫

検疫の始まり

　上述のように、わが国では主要な海港、空港に"検疫所"を設置し、伝染病がわが国へ侵入するのを防ぐという重要な任務を担っている。この検疫という制度は14世紀に始まる。当時はペストの大流行があり、これを予防する目的で、乗船者、船舶、貨物などを40日間（イタリア語でquarantina）上陸を許さず、海上に停泊させ、ペスト患者がでないことを確認したことに始まる。検疫を意味する英語のquarantineはこれを語源としている。
　わが国では19世紀になって検疫制度がやっと発足し、現在にいたるまでにいくつか改良を加えながら、危険な伝染病の国内への侵入を防ぐことで効果をあげてきた。ただ、近年、国際間輸送が大型化し、しかも、航空機が中心で高速化したために、潜伏期間中に来日することになり、検疫所通過時は無症状であるためチェックができない事例が増えてきている。このため、初動防疫処置が後手にまわるという例が増加してきている。

輸入感染症と検疫伝染病

　まず、検疫伝染病の一つであったコレラを例に考えてみよう。輸入コレラ症例のうち、検疫所をくぐり抜けて帰宅後に発見される例が多くなってきて

5章 国際化社会と腸管感染症

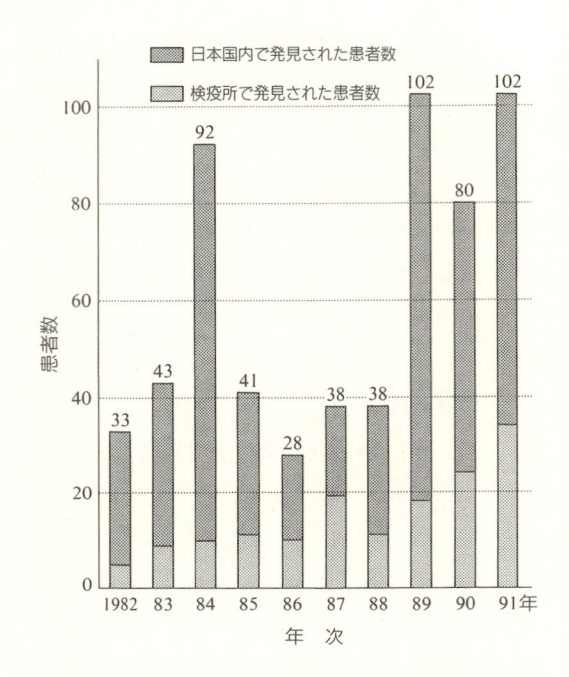

図5.2 わが国における年次別コレラ患者の発生数

いる（図5.2）。このことは、現在の検疫体制では、伝染病を水際で防止することが困難になりつつあることを示唆している。

ここで"輸入感染症"という耳慣れない用語について少し説明しておこう。広義には、「諸外国から何らかのルートで国内に入ってくるすべての感染症」を意味するが、狭義には「日本国内に常在しないあるいはあっても少ない感染性疾患が海外から人や輸入食品を介して国内に入ってくる疾患」と定義できよう。このうち、とくに伝染性の強い疾患は検疫伝染病に指定され、わが国への侵入の防止がはかられている。

国際化が急速に進みつつある現代にあって、検疫体制の見直しや検査法の迅速化など種々の解決すべき問題に直面しているのが現状である。なお、検疫対象となる伝染性疾患は、コレラのほかにペスト、黄熱病がある（2008年

の感染症法の見直しで、コレラと黄熱病が検疫対象から外された)。天然痘(痘瘡)もかつては重要な検疫伝染病であったが、ワクチン(種痘)接種戦略により1979年にWHOから天然痘の根絶宣言を出されたことは有名な話である。人類が微生物に完勝した唯一の例である。

　一方、このような"人"の検疫とは別に、検疫所では輸入食品の安全性を監視する業務も行われている。とくに、わが国は"食料輸入超大国"となっており、輸入食品のチェック機能は、今後ますます検疫所の重要な職務の一つになってゆくものと思われる。

4．輸入食品の実態と食中毒

わが国の輸入食品の実態

　それではわが国の輸入食品の実態はどうなっているのであろうか？　簡単に述べてみると、輸入食品を年間金額(平成2年、1990)でみると約370億ド

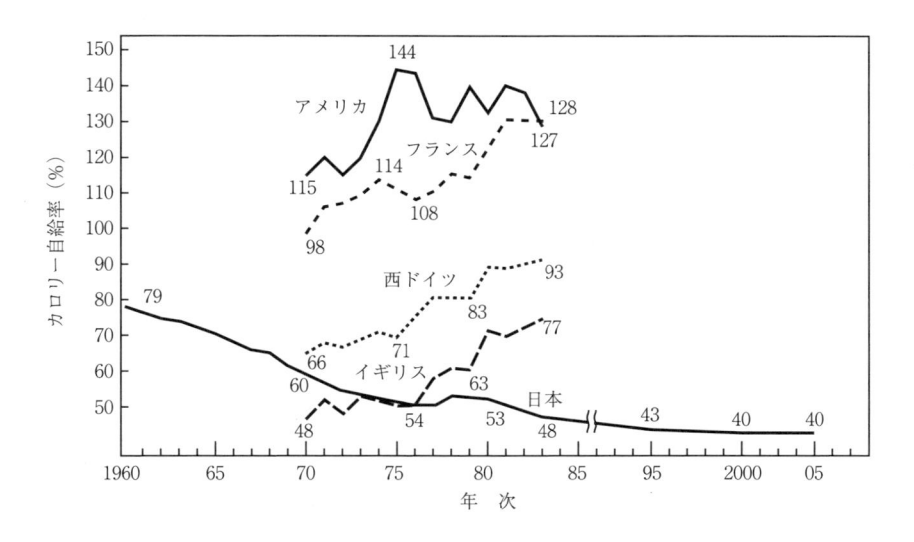

図5.3　わが国のカロリー自給率とその先進各国との比較
〔坂本　茂著、『輸入食品〈かもがわブックレット42〉』、かもがわ出版(1991)、p.6より改変引用〕

表5.2　輸入食品検査で発見された主な不適格品（添加物関係を除く）（1991年）

項　目	食　品　名	検出原因物質
放射能	まつたけ、きのこ、スパイス	セシウム137、134（チェルノブイリ原発事故による）
カビ毒	ピーナッツ、ピスタチオナッツ、ハト麦、チリパウダー	アフラトキシン
有害物質	キャビア、清涼飲料水	ホウ酸
自然毒	アサリ、アマグレドクハタ、バラハタ、バラフェダイ、ドクサバフグ、カナフグ、シロサバフグ、サンサイフグ	貝毒（下痢性） シガテラ 異種フグ（テトロドトキシン）
腐敗、変敗	小麦、大豆、ナッツ類、魚介加工品	真菌類
細菌	冷凍馬肉 冷凍食品、食肉製品、乳製品、清涼飲料水	サルモネラ菌属大腸菌群、E. coli 一般細菌数（成分規格）
残留抗菌性物質	豚肉 鶏肉 エビ ハチミツ	スルファジミジン クロビドール 抗生物質 テトラサイクリン系抗生物質

〔阿部久夫、「食中毒の正しい知識」（三輪谷俊夫監修）、菜根出版（1993）、p.211より引用〕

表5.3　O1 コレラ菌を検出した輸入食品の件数とその生産国（1980-1987）

生産国	食品名					計
	冷凍エビ	冷凍イカ	冷凍タコ	鮮魚サワラ	活スッポン	
タイ	7	2	2			11
韓国				1		1
インド	15					15
フィリピン	7					7
インドネシア	5					5
バングラデシュ	2				2	4
台湾	8				4	12
計	44	2	2	1	6	55

ル（3兆7千億円）で、これは原油輸入額の3兆4千億円を越えている。重量で考えると3,000万トンで、単純計算すると1日1人約1kgの輸入食品を食べていることになる。これは、われわれの食料消費量の50%以上を輸入食品に依存していることを意味する。

カロリー自給率でみると、オーストラリア、カナダやアメリカでは120％（つまり20％を輸出できる）を越えているのに対し、わが国は48％（1989年実績）にすぎない。これは平成5-6年度の輸入米騒動の前の数字であるので、最近はもっと低く40％程度となっている。昭和35年（1960）の日本のカロリー自給率は約80％あったのに比べると、現在の自給率がいかに低下しているかがわかる（図5.3）。また、このわが国の自給率の低下は、欧米先進国であるアメリカ、フランス、西ドイツ、イギリスなどではいずれもカロリー自給率が上昇しているのと好対照である。

輸入食品は安全か？

このようにみてくると、わが国の"食料輸入超大国"の実態がみえてくる。そして、果たしてこれらの輸入食品は安全かという点が国民の純粋な疑問ではないであろうか？

そこで、まずこれらの輸入食品のチェックはどうなされているかを簡単に紹介しておこう。輸入食品の監視機構の主役は、いうまでもなく検疫所である。家畜・肉類は動物検疫所で、果物・野菜・穀類は植物検疫所で、それぞれわが国の動・植物に被害をもたらす可能性のある病害虫混入の有無について主として肉眼的に検査されている。この二つの検疫所は農林水産省の管轄下の組織である。

これらの検疫所をパスした輸入食品および魚介類を含めた上記以外の食品は、厚生省管轄の検疫所で検査を受ける。ここでは、食品衛生法に基づき食品が人間の衛生、健康にとって有害であるか否かについて検査が行われている。しかし、検査人員不足と一方で増加の一途をたどる輸入食品量のために、検疫が十分行き届いていないとの不安の声も高い。事実、危険性の高いものに重点をおいているものの、実際に抜き取り検査を行っている検査率は全体で20％程度であり、他の食品は書類上の審査で検疫を通過しているのが現状である。

輸入食品の微生物汚染

ところで、どのような不適格輸入食品が見つかっているかについて平成3年度（1991）の成績をみてみよう（表5.2）。本書のテーマに近い違反例をみてみると、サルモネラの混入した馬肉やさまざまな抗生物質が残留した肉、エビ、ハチミツなどの不適格輸入品が摘発されている。水際でわが国へ危険な食品が入り込むのが防がれたわけである。

また、検疫所での重要な検査対象であるコレラ菌の輸入食品からの分離実績（表5.3）をみてみると、タイ、インド、インドネシア、シンガポール、台湾などから輸入した冷凍エビを中心に、冷凍イカ、タコ、鮮魚サワラ、活けスッポンなどからコレラ菌が検出され、未然にこれらの危険な輸入食品がわれわれの食卓に乗るのが防止されたといえる。なお、これらの不合格食品が発見された場合の多くは、廃棄・焼却処分される。たとえば、1962年に台湾産のバナナがコレラ菌汚染を受けていたので11,807籠が処分されたり、サルモネラ菌汚染の見つかったアルゼンチン産馬肉事件（1905年）でも860トンが、アメリカ産オレンジのカビ防止剤違反事件（1975年）でも5,400トンが廃棄された。

このように検疫所で危険な輸入食品の発見実績の例があればあるほど、一方で実際の検査率が20-30％であることを考えると、現在の検疫体制に不安

表5.4 輸入食品による過去の主な食中毒事件の発生例

発生年	事件名	原因食品・生産国	検出原因物質	患者発生数および措置等
1948	雑豆中毒	ビルマ産サルタニ豆	青酸 (49.6-52.9mg/100g)	兵庫県で患者31名、死者4名発生
1969	ボツリヌス中毒	西ドイツ産キャビアの疑い	ボツリヌスB型	宮崎県で患者20名、死者3名発生
1978	結婚式場コレラ	タイ産冷凍伊勢エビの疑い	コレラ菌	41都道府県の7,000名を検査し、48名の患者、保菌者を発見した
1984	カラシレンコン中毒	真空パック辛子蓮根に使用したカナダ産粉辛子の疑い	ボツリヌスA型	13都度県の患者31名、死者11名発生

を感じる国民が多いのも当然であろう。

　しかし、輸入食品が原因となった事故は本当にわが国で発生しているのであろうか？　表 5.4 をみていただきたい。これは輸入食品が原因となって実際に発生した食中毒事例である。豆に含まれていた青酸による化学毒中毒をはじめ、キャビア、カラシレンコンに混入したボツリヌス菌による細菌性食中毒、さらにはエビに付着したコレラ菌が原因となって大きな食中毒事例が発生しているのである。

5．地球環境問題と感染症

リオ宣言

　ひと昔前には市町村あるいは都道府県レベルで騒がれていた環境問題が、いまや人類や地球そのものの存続を危うくする環境問題として、地球レベルで論ぜられるようになってきた。その代表的な例の一つが、1992 年 6 月 3 日から 14 日までブラジルのリオデジャネイロで人類史上初めて「地球サミット（地球の環境と開発に関する国際会議）」が開催されたことである。この会議には、実に 183 か国の代表者、7,500 団体に及ぶ NGO（非政府団体）が集合し、地球環境を救うための討論がなされた。そして、「リオ宣言」や「アジエンダ 21」などが採択され、地球温暖化防止条約等が成立し、深刻化する地球環境の危機を救うための地球的規模の取り組みがスタートしたのである。これは人類史上画期的な動きといってよい。

地球環境問題とは

　日本では少子化が進み今後 50 年間で約 5000 万人減少し、人口構成のアンバランスが問題となる中で、国連によると 2011 年にはついに世界人口が 70 億人に達した。そして、国連の推計では 2050 年に 93 億、今世紀末には 100 億人に達すると言う。この地球にはこれだけの人口を支える水、食料、エネルギーを確保できるのであろうか？

5章　国際化社会と腸管感染症

　この地球環境問題のうち本書と関係のありそうなポイントを挙げてみよう。
　①「爆発的な人口の増加」…地球の人口は、200年前ではわずか10億人だったが、現在では50億人を数え、2050年には100億人に達すると予想されている。資源を使い尽くし、廃棄物の山に埋もれる悲惨な地球の未来が予測される。
　②「フロンガスによるオゾン層の破壊と、それに伴う紫外線の増加」…フロンガスは、ウレタン（断熱剤）、クーラーや冷蔵庫の熱交換用ガス、コンピューター電子部品の洗浄など種々の用途をもっていた。しかし、このフロンガスが地球最外層のオゾン層に昇りつめ、オゾン層を壊しはじめていることがわかってきた。これが私たちの健康とどうつながるのかというと、このオゾン層は太陽からの強烈な紫外線の大部分を阻止し、地球上の生き物を守っ

地球温暖化

伝染病大流行の恐れ

オゾン破壊で免疫力低下

WHOが報告書

　炭酸ガスなどの増加に伴う地球温暖化は、マラリアなど伝染病の大流行をもたらし、発展途上国を中心に世界人口の半数近くが伝染病にかかる恐れがある、とする報告書を世界保健機関（WHO、中島宏事務局長）が、このほどまとめた。報告書は伝染病の危険性以外にもオゾン層の破壊による紫外線量の増加と、人間の免疫力を低下させる可能性があることも初めて指摘するなど、地球環境破壊が人類に直接与える影響を総合的に予測。健康面への影響を重視する各国が深刻に受け止めて対策を進めるよう勧告している。

　「気候変化の健康影響」と題した報告書は、二〇一〇年までにセ氏一・八度前後に上昇するとの気候予測に基づき、マラリアのほか、寄生虫による日血吸虫症でもアフリカや東南アジアを中心に約六億人が、蚊が媒介するデング熱でもアジア、インドなどで多くの病原虫である原虫と原虫を媒介する蚊の双方に格好の繁殖条件を与える、と指摘。この結果、アフリカや中南米などの感染地帯に住み、現在でも感染の危険にさらされている約二十一億人の間にマラリアの大流行をもたらすほか、感染地帯も拡大する恐れがある、と警告している。

　マラリアのほか、寄生虫による日血吸虫症でもアフリカや東南アジアを中心に約六億人、蚊が媒介するデング熱でもアジア、インドなどで多くの被害が発生し、その駆除対策が緊急だとしている。経口伝染病を大流行させる②低開発国でコレラや赤痢などらず供給水がバングラデシュ、アフリカ、中南米などで汚染して感染症を増やすとし、食中毒も生産性を高めるために農薬使用量が増加し、農薬汚染による被害が広がる可能性がある、とも述べた。報告書は具体的数字は示していないが、温暖化による伝染病被害だけでも世界人口の約半分にも及ぶ計算になる、と研究結果を示した。

　一方、オゾン層破壊については、皮膚がんを増加させるばかりでなく、大気汚染がひどくなるこれら大気汚染の多くの被害を列挙している。ゼ感染症を低下させ、皮膚細胞が起こす複雑な光化学反応が大気汚染がひどくなる②強烈な光化学反応が起こす複雑な多くの被害も指摘。薬使用量が増加し、農薬汚染が深刻化する③強烈な光化学反応が起こす複雑な多くの被害を列挙している。

（確証5・2）

図5.4　地球の温暖化と伝染病の関係を伝える新聞
（1990年5月6日付、日本経済新聞）

ていると考えられている。したがって、オゾン層が破壊されると、紫外線が地上にふりそそぎ、皮膚ガンが増えたり、人の免疫力が低下したり、地球が温暖化したりすると警告されているのである（図5.4）。

③「酸性雨の問題」…われわれは石炭や石油をエネルギー源として大量に使用する生活を続けている。それらの燃焼の結果、硫黄酸化物ガスや窒素酸化物ガスが出て硫酸や硝酸になり、pH5.0以下の強酸性の雨の原因となっているといわれている。この酸性雨のために、森林の木が枯れ、農作物の収穫量が減るなど、地球の緑が壊滅する脅威となっているのである。

最後に、④「地球の温暖化の問題」を取り上げておかなければならない。この地球の温暖化には種々な要因があるが、主犯は炭酸ガス（二酸化炭素）といわれている。このほかに、フロンガス、メタンガスなどにも赤外線吸収作用があり、地球の温暖化にはたらいている。太陽からきた光（可視光線や赤外線）のエネルギーの大部分は、赤外線になって夜には再び宇宙に逃げてゆき、地球は一定範囲の温度を保っている。ところが、人類は種々なものを燃やしてエネルギーを得ながら生活しているので、どんどん二酸化炭素などをつくることになり、この増えた大気中の二酸化炭素などが、赤外線を吸収し、地球に熱を蓄積する結果、地球の温暖化をきたすと考えられている。

なぜ感染症は増えるか

では、地球が温暖化するとどうなるのか？　について考えてみよう。

現在のままの人間活動を続けていると、2050年には地球の気温が2.5℃上昇するといわれている。こうなると、南極や北極の氷が溶けだし、海面が約36cmも上昇するという計算になるという。わが国を考えてみても海抜ゼロメートル地帯は広範囲に及んでおり、しかも、こういう地域に都市が集中しているので、この問題は深刻である。

微生物は地球の温暖化によりどのような影響を受けるであろうか？　それは、日本のような温帯地方に、熱帯、亜熱帯地域の国々で現在猛威をふるっている病原菌が侵入し、わが国の環境中に定住し、紫外線によるヒト免疫力

の低下と相まって、感染症が大きな脅威となる可能性が考えられている（図5.4参照）。

　この地球の温暖化の問題は感染症に直接結びつく点であるが、上に挙げた①-③のいずれの問題も間接的には感染症とも関係する。たとえば、オゾン層破壊による紫外線の増加は、人の免疫力を低下させ、易感染状態をひき起こす危険性も考えられている。また、これら①-④の地球問題はいずれも互いに絡み合ったいわば複合問題であり、"地球にやさしい"を現代人は真剣に考えなければならない時代を生きているといえる。

人類は大腸菌をこえられるか

　図5.5は、微生物学者が試験管という限られた空間（世界）に用意した培地に、大腸菌という生き物を生活させた場合の経時変化を示したものである。最初に移入された菌は、誘導期、対数増殖期、静止期を迎え、ついには死滅期にいたり、やがて菌はすべて死滅する。試験管という限られた環境の中で自ら増えすぎ、栄養物を食べ尽くし、自らの老廃物を蓄積し環境を悪化させ、ついに生存できなくて死滅するわけである。

　ここまで述べてきて、地球という限られた環境は試験管に相当し、地球に

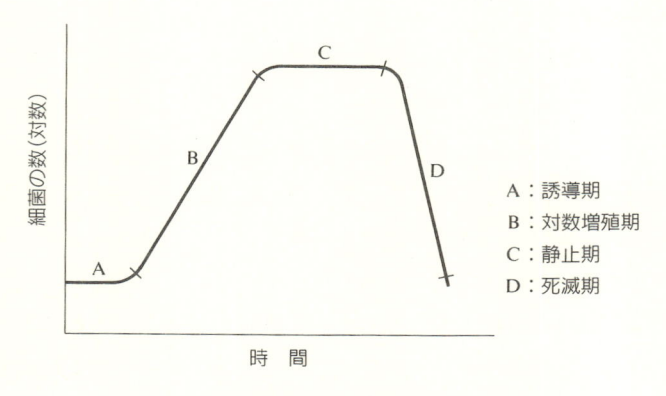

図5.5　試験管内での微生物の一生

閉じこめられて生きる人間は試験管内に閉じこめられて生きる大腸菌と同じではないか、そして、人口の爆発的な増加と環境汚染を考えると、人類は大腸菌と同じ運命を迎えようとしているのではないかと思えてならない。

　地球は人類のみのためのものではない。ましてや現在を生きる人達だけのものでもない。次世代の人類に、そして地球に生きる生物すべてのために"地球にやさしい"を真剣に考えなければならない。人類の英知は大腸菌と同じではないことを期待したい。

6章　食中毒予防のための10問10答

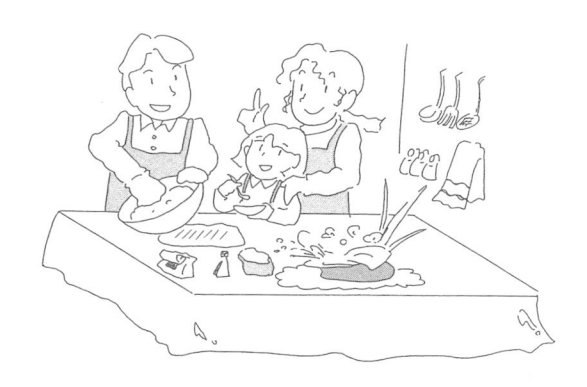

　本章では、筆者が講演などでしばしば質問を受ける身近な問題を取り上げて、食中毒の予防に役立つ知識を質問に答える形式で整理してみた。したがって、本書を初めから通して読んで下さった読者は、自分の知識の再確認のページとして、一方、さしあたり必要な知識を急いで得たい読者は、まず本章から読まれてもある程度理解してもらえるように配慮したつもりである。

　なお、そのために内容が一部重複する点が生ずる結果となったが、本書の目的が"食中毒予防のための正しい知識"の普及であることを考えると、重複した部分はむしろ重要なポイントであり、誤解されやすい点であると理解していただきたい。

　また、化学毒および自然毒による食中毒は、予測できない偶発的な要素が強いので、ここでは問題の多い細菌性食中毒を中心に述べる。

6章　食中毒予防のための10問10答

Q1　食品の微生物汚染について教えて下さい。

A1　海、川、大地、動植物…私たちの地球はさまざまな自然に恵まれている。食中毒を起こす細菌は、この地球上のどこに隠れているのであろうか？実は、食中毒原因菌はいろいろな場所に巧みに分かれて棲みついているのである。

　たとえば、日本で最も食中毒の発生頻度の高い腸炎ビブリオは海水中に生息している。なぜなら3％前後の食塩を好む"好塩菌"であるからである。とくに水温が15℃以上になる夏季の沿岸や海泥に広く分布している。したがって、魚介類は、陸揚げ直後であっても、魚の腸（腹わた）はもとより魚の表面は、腸炎ビブリオの汚染を受けていることが多い。この汚染を防ぐことはほとんど不可能で、汚染しているものと考えて対処する方がよい。

　河川水にはエロモナス、プレシオモナスが生息しており、淡水魚による事故が多い。また、わが国でこそ少ないが、河川水を食器洗いなどに使用している国々もいまだに多く、この皿に調理済みの食品を入れた場合は、皿に付着した菌の汚染を受け、食中毒の原因となりうる。また、たとえば川水で洗われた輸入野菜・魚介類にこれらの菌が付着していることも考えられる。

　黄色ブドウ球菌や大腸菌は、動物と関連して生息していることが多い。ブドウ球菌はヒトの鼻腔、咽頭、手指などに常在的に存在する。そして咳やくしゃみなどでまき散らかされたブドウ球菌が直接食品を汚染させることもあるし、床に落下し、乾燥して再び空気中に舞い上がり、加工済み食品を汚染する可能性もある。もっと大切なことは、食品調理者の手指にひび切れなどがあり化膿している場合は、そのほとんどが黄色ブドウ球菌によるものであるので、この手を介して食品が濃厚に汚染されることになる。手指に化膿巣をもっている場合はもとより、手指のひび切れがひどい場合はたとえ化膿していなくてもついつい手洗い回数が減りブドウ球菌汚染がすすみやすいので、食品に直接タッチする仕事から遠ざかっておくのがよい。

Q1　食品の微生物汚染についての質問

　大腸菌は、いわずと知れたヒトや動物の腸管に常在菌として含まれている菌であるので、糞便汚染を受けないように手指の手洗いの励行や便池と近い井戸水の使用などには注意したい。
　なお、腸管出血性大腸菌は動物の腸管のみならず、まれではあるがウシ肝内に入り込んでいることが知られており、ウシの生レバーの摂食制限が考えられている。
　サルモネラ属菌も哺乳動物、鳥、カエル、ヘビなど動物の腸内に生息することが多く、またこれらの糞便で汚染された河川水、土などからも分離される。罹患（あるいは保菌）動物が一次汚染源となり、畜肉を扱う調理人の手指やネズミを介して二次汚染することもある。
　ボツリヌス菌、ウエルシュ菌やセレウス菌は土壌中に棲息するため、野菜や豆などが汚染される。とくにこれらの菌は"芽胞"という熱や消毒剤に強い抵抗性を示すかたちに変身するので、中途半端な加熱は他の菌を死滅させるが逆にこれらの芽胞形成菌の選択に役だってしまう。大いに注意したい。たとえば、セレウス菌では焼き飯などが食中毒の原因食になることが多い。ボツリヌス菌は土壌中に存在するので、"カラシレンコン事件"（2.2節）にみたように、レンコンや辛子にも混入（いずれも土壌からの混入？）する。このボツリヌス菌の芽胞は100℃で煮沸しても5時間以上生存する。この菌は加熱に耐え、カラシレンコン中で生き残り、しかも真空パックによって嫌気性状態がつくられ、本菌の増殖を助長させる条件が整ってしまった不幸な例であった。
　実際の食品がどれくらい食中毒原因菌に汚染されているかをみると、市販されているニワトリ、ウシ、ブタ肉でのサルモネラ属菌の汚染率は約10–30％にも及んでいる。最近は鶏卵のサルモネラ汚染も問題となっている。また、鶏肉のカンピロバクターによる汚染は高率で、約70％といわれている。これらの事実を知ると、生肉を扱うハシと調理済み食品を口に運ぶハシは、当然別のものにするなどの用心深さが必要であろう。
　セレウス菌の食品汚染率を調べた結果によると、豆腐では約50％に汚染が

見られ、サラダや洋菓子なども約10%程度の汚染があるといわれている。

また、食肉中の腸管出血性大腸菌（VTEC、EHEC）の検出頻度を調べた結果は、牛肉3.7%、豚肉1.5%、鶏肉1.5%などとなっており、EHEC食中毒の初発例（2.7節）がハンバーガー中のミンチ肉であった点もうなずける。わが国でも胃腸炎を呈している牛から、約10%の頻度でEHECが分離されている。

しかし、むやみに恐れることはない。事実、これらの食品が原因となった実際の食中毒事例の発生は予想より少ない。その理由は、菌数が食中毒発生に必要な量に達しないうちに食べているからである。しかし、もし不注意に食品を取り扱うと、当然これらの食品による食中毒が起こりうると考えなければならない。

以上のようなことから、食品原材料の多くは食中毒原因菌の汚染を受けていると考えて、注意深く対処すべきであるといえよう。

Q2　食品の保存法（冷蔵庫、ビン詰、缶詰、真空パック）の安全性について教えて下さい。

A2　冷蔵庫は食品の長期保存法の一つとしてほとんどすべての家庭に普及して久しい。しかし、食中毒発生の全国統計をみても冷蔵庫の普及に伴って食中毒が減少した証拠は皆無に等しい。ここに、われわれは冷蔵庫を過信してしまっているのではないかとの疑問が出てくる。どこに問題があるのだろうか？

食品の生の原材料には種々の食中毒原因菌が付着していることを【Q1】に述べた。われわれは、調理済み食品は"無菌状態"と思いがちである。そのために調理済みの食品は冷蔵庫に長期保存しても大丈夫と考えている人が多いのではないだろうか？

しかし、加熱調理済み食品であっても、通常の加熱（100℃で数時間）では死滅しない芽胞を有する食中毒原因菌（ウエルシュ菌、ボツリヌス菌など）は

立派に残存しているし、加熱調理後に空中に浮遊する菌に汚染される（台所は無菌ではない！）ことも考えられる。また、ハシ、手指、皿など調理後に食品に触れるものも無菌ではないので、調理済み食品を再汚染する可能性があるのである。

　一方、調理済み直後の食品を冷蔵庫に入れてもすぐには冷えず、細菌が増殖できる10-40℃の温度はかなりの時間に及ぶと考えられる点も頭に入れておくべきである。この間に細菌は冷蔵庫の中でも増殖しうるのである。とくにエルシニアやボツリヌス菌は10℃程度の低温でも増殖するので、冷蔵庫の過信に注意したい。

　また、物を詰め込みすぎた冷蔵庫では温度の下がりが悪いし、そういう冷蔵庫に限って中の物の整理が悪く、物を探すためドアを開けている時間が長くなり、その間に冷気が失われ、冷蔵庫は"ただの入れ物"化している場合があり、危険である。冷蔵庫に入れれば食中毒は防げるという"冷蔵庫過信者"は気をつけなければならない。冷蔵庫はあくまで一時的な食品の保管器と考えるべきである。

　冷蔵庫を使うための基本的な注意事項を挙げておこう。

① 　冷蔵庫内の温度は場所によって異なるので、使用説明書などをよく読んで使うこと。普通のタイプの冷蔵庫では、上段がより低温で下段の方が温度が高くなってゆく。したがって、上段にいたみ（腐り）やすい食品を入れ、最下段には野菜・果実などを入れるように勧めている機種が多い。

② 　未調理食品（原材料）は食中毒菌の汚染を受けていることが多いので、調理済み食品と区別したところに置いて、接触することがないように配慮すること。

③ 　扉の開閉は庫内の温度を上げることになるので、できるだけ短くすること。室温25℃で扉を1分間開けていると庫内の温度は原温度より10℃以上上昇し、庫内が元の温度に復するのに約20分必要であるという成績がある。とくに、室温の高い夏季に子供が頻繁にドアを開閉して

いるのをよくみかけるが、注意したい。
④ 庫内に物を詰め込みすぎないこと。整理して納め、どこにいれたかを考えた上で、ドアを開ける習慣をつけるのもよい。
⑤ 庫内の大掃除をときどき行うこと。庫内はいくら注意していても、野菜の汁などで汚れ、低温でも平気で増殖するカビなどがはびこり悪臭の元になる。ひどいときにはこのカビが引き金となり、冷蔵庫のドアを開ける毎に喘息発作が起こった事例もいわれている。

たとえば"夏至の日は冷蔵庫の日"のキャンペーンが始められ、冷蔵庫の正しい使い方についての知識の普及がはかられている（図6.1）。

いずれにしても冷蔵庫はせいぜい数時間から長くて数日間の食品保存法にすぎないと考えるべきである。

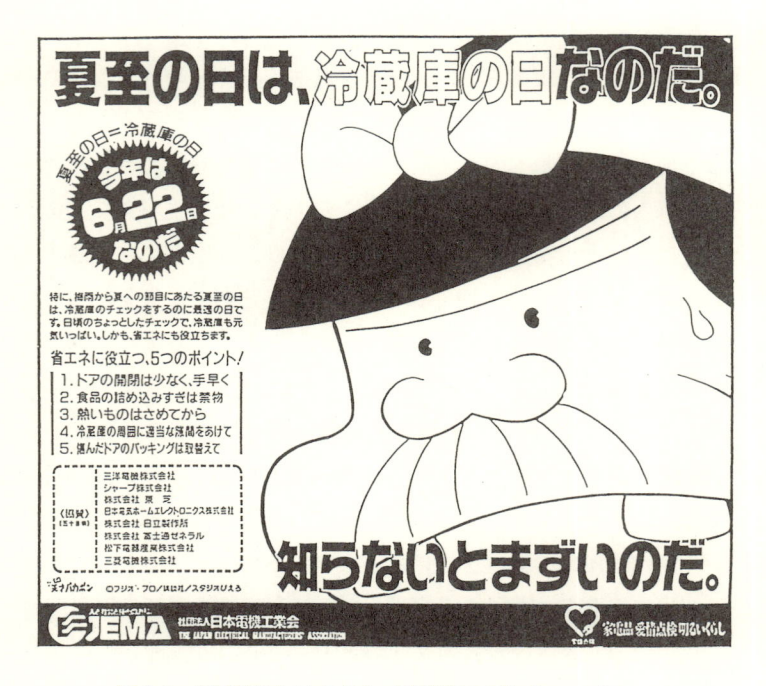

図6.1　新聞広告にみられた「冷蔵庫の日」キャンペーン

Q2　食品保存法の安全性についての質問

　長期保存法という点では、最近普及のめざましい冷凍庫を利用すべきである。ただし、冷凍保存すれば半永久的に保存できると考えるのは問題がある。家庭で普及している-20℃の冷凍庫では、品質の変性がごくゆっくりではあるが進行するので、数か月間程度の保存法と考える方がよい。

　また、しばしば誤解されることであるが、食品に付着している微生物は冷凍で増えることはないにしても、死滅することもほとんどない。したがって、解凍して出てくる水分（汁）などは、食中毒原因菌で汚染されている可能性があるので注意したい。

　缶詰、ビン詰、真空パックの問題であるが、これらに共通な点は、密封容器であり、酸素のない嫌気状態で食品を保管する方法であることである。現在の食品衛生法では、「pHが5.5以上の食品で水分量が一定以上ある食品では、120℃で4分間の加熱、またはこれと同等以上の殺菌効果のある加圧熱殺菌を行うこと」となっている。この条件は最も危険で最も耐熱性の高いA型ボツリヌス菌の芽胞をも死滅させうる条件である。もちろん、これらの処理後、食品が無菌状態であることを確認することも規定されている。したがって、これらの規格が守られている限り、缶詰、ビン詰は安全な保存食品と考えてよい。ただし、筍などの家庭でつくる自家製の缶、ビン詰は完全な滅菌とはなっていないので、長期保存には適さないのは当然である。

　一方、真空パックについてであるが、これは必ずしも十分な殺菌処理をなされたものではなく、食品に付着している菌の大部分である好気性菌の増殖を抑え、これらの菌による食品の"腐敗"を防ぐための簡便法として広く使われている。しかし、この食品保存法には一つの決定的な欠点がある。それは本法が好気性菌の増殖を抑えるものの逆に嫌気性菌にとっては生育しやすい条件である点で、嫌気性菌であるボツリヌス中毒を起こしたカラシレンコン事件（2.2節）が思い出される。ボツリヌス菌は耐熱性の芽胞をつくり、真空パックで保存されたために生き残った芽胞が嫌気条件下で栄養型に変化・増殖して、ボツリヌス毒素を出して食中毒を起こした事件であった。

　したがって、缶詰、ビン詰食品は規定どおりにつくられる限り、安全な貯

蔵食品であるといえる（ただし、あまり長期間保存するとスズなど金属の溶出の問題がでる）が、真空パックはあくまで短期日の保存法と考えるべきである。

Q3　フキンやまな板の安全な取り扱い方を教えて下さい。

A3　食中毒は、食品の原材料中に混入汚染されている菌が、なんらかの理由で調理済み食品に付着・混入し、しかもこの菌の増殖を許してしまった時に発生する。

　ではどのような理由で食中毒原因菌が調理済み食品に付着・混入するのであろうか？

　【Q1】に述べたように、多くの食品原材料が何らかの食中毒原因菌に汚染されていると考えるべきである。とくに現在では輸入食品が原材料の半分以上を占めるので、微生物汚染の可能性も高いと考えられる。この原材料は、当然手でつかまれ、まな板の上でそれぞれの料理に応じて包丁などで処理される。この過程で、当然手指やまな板、包丁が食中毒原因菌で汚染される。

　処理済みの食品の多くは、焼いたり煮たりして加熱処理されるので、付着していた多くの食中毒原因菌は芽胞形成菌を除いて死滅し、この時点で微生物学的にほぼ"安全な"調理済み食品となる。しかし、それでも食中毒が起こるのはどうしてであろうか？

　ここで、手やフキン、包丁、まな板などが疑われてくる。原材料をつかんだ手には食中毒原因菌が付く可能性があるわけであるが、手は適切に洗われたであろうか？　もし手洗いが不完全であればその手をふいたフキンは大丈夫であろうか？　フキンにいったん菌がついてしまうと水分と一緒なので、しかも室温に放置されるので、フキンの中で食中毒原因菌が増殖してしまい、ますます危険性がましてくる。悪循環が始まるのである。

　まな板の方はどうであろうか？　原材料をまな板の上で包丁で切ると、汁が出るし、包丁でまな板に切れ込みが入る。この切れ込みは食中毒原因菌にとっては絶好のかくれ家となる。まな板を普通に洗っただけでは、この切れ

込みの中で増殖を続ける菌を洗い流せない。台所用洗剤を用いてもほとんど除去できないといわれる。家庭でできる唯一の殺菌法は60℃以上の温水でまな板を処理することである。木製のまな板は水分を含みやすいので、乾燥に弱い菌の弱点をつくことができない。プラスチック製のまな板はこの点で、木製のものより勝っているといえる。

　いずれにしても、原材料を処理したまな板から十分食中毒原因菌を除去できていない場合が多いのが現状であろう。そこへ調理済みの食品（たとえば、卵のだし巻き）を置き、汚れたフキンでふいた手でもって、しかも汚染した包丁で適当な大きさに切る操作を行ってはいないであろうか？　これらの点の注意を怠ると調理済み食品が、残念ながら再び食中毒原因菌の汚染をうけることになるのである。そして、しばしば起こることであるが、この調理済み食品は安全なはずと思いこみ、室温中に長時間放置してしまうために悲劇が繰り返されているのである。

　このように考えると、手指、フキン、包丁、まな板の取り扱いの可否が、食中毒予防の重要なポイントとなることがわかる。これらを可能な限り清浄化させ、できるだけ乾燥させる配慮が必要である。

Q4　手指の微生物汚染について教えて下さい。

A4　原材料の微生物汚染はほとんど避け得ない状況であるので、これらを手指でつかみ、またフキンで手をふいたりする行為の危険性については【Q3】で詳しく述べた。上に述べた以外の注意すべき点を説明しておこう。

　その一つは、われわれの鼻腔や口腔内に常在的にもっている黄色ブドウ球菌のことである。ブドウ球菌とは電子顕微鏡写真（図2.4）に示したように、その姿がブドウの房状に見えるところから来た名前である。話がそれるが近年院内感染を起こして多くの患者の命をうばって問題となっているMRSA（メチシリン耐性黄色ブドウ球菌）も黄色ブドウ球菌を母体とする。このMRSAが普通のブドウ球菌と唯一異なる点は、ほとんどすべての抗生物質に耐性を

獲得している点である。そのためにいったんMRSAに感染すると有効な治療法がないという意味で、恐ろしい菌といえる。

　話を一般の黄色ブドウ球菌と食中毒との関係にもどそう。

　われわれの鼻腔付近には常在的に黄色ブドウ球菌が生存しているが、これは共棲的な感染（保菌）でとくに病気を起こしているのではない。しかし、調理中にいったん清浄にした手指であっても無意識に鼻の周辺にもってゆくと、手指に黄色ブドウ球菌が付着してしまう。この手をきれいなものと考えて卵焼きに触れたりおにぎりをつくってしまうと、これらの食品に黄色ブドウ球菌を付着させてしまうことになるのである。実際おにぎりが原因となった黄色ブドウ球菌食中毒の例は多い。もちろん原因がすべて手指の汚染によるとは限らず、しゃべりながらおにぎりをつくっていると口腔内に棲息するブドウ球菌が唾液と一緒に飛び散り、おにぎりを汚染させてしまうこともありうる。調理中はあまりしゃべらないかマスクなどを着用するとよい。

　もう一点、手と食中毒の関係で重要なのは、手指にひどいあかぎれがあったり化膿巣のある場合である。あかぎれを起こしている手指は、ついつい手洗いの回数が減ってしまいやすい上に、黄色ブドウ球菌感染を起こしていることが多いからである。また、手指の化膿性病変は黄色ブドウ球菌によるものであることが多く、そのために調理済み食品を汚染させることが多い。現在も折り詰め弁当やレストランで大規模なブドウ球菌食中毒を起こす事例（2.3節）が発生しているが、これらの原因は調理人の手指のキズ（化膿巣）であることが多い。したがって手指にキズのある人は調理の現場からはなれるかゴム手袋を着用すべきであろう。

　第三に、これは蛇足であるが、爪の伸びた状態の手指は、微生物の宝庫となるので、食中毒予防の大敵であることはいうまでもない。

　なお手指汚染が原因となる食中毒の例として黄色ブドウ球菌について述べたが、ノロウイルスやロタウイルスによる感染性胃腸炎の嘔吐物・下痢便の処理の際に手指汚染しやすい事などにも注意せねばならない。

Q5　二次汚染による食中毒とはどういうことですか？

A5　食中毒の発生状況を考えると、ともかく口にする食品中に、食中毒原因菌そのものあるいは菌の産生した毒素が存在することによって発症する。では、加熱調理済みの食品にどうして食中毒原因菌が混入するのであろうか？

　一つの理由は、当然原材料が食中毒原因菌に汚染されていて、しかも洗浄や加熱という調理過程が不十分で、それが十分除去できなかったことが考えられる。たとえば、豆腐のセレウス菌（食中毒原因菌の一つ）汚染率を調べた成績によると約5割が本菌の汚染を受けている。このことを意識しないで豆腐を夏季の室温に放置していると食中毒の発生に十分な菌量となり、これを「冷や奴」などとして使用すれば食中毒になるのである。このような例は、原材料に混入していた菌がそのまま食品に残り食中毒を起こす例の一つである。ちなみに食中毒行政に携わる友人の話では、購入した豆腐をいったん煮沸したのち冷蔵庫で再冷却して冷や奴を楽しんでいるという。

　もう一つの例をあげてみよう。サルモネラ汚染卵をどれくらい加熱調理すれば、サルモネラ属菌を死滅させることができるかを調べた成績（表2.4）をみると、完全な殺菌には、ゆで卵の場合で7分間の煮沸が、一般的な片面目玉焼きでも7分間の加熱が必要である。半熟卵の好きな人にとっては深刻な成績であるが、大量に作り置く場合を除いて家庭のように調理直後に食べる限りは、卵1個中の菌量は限られているのでふつうは発症にいたらないし、卵の中身がサルモネラ汚染されている率はいまのところ日本では低いので、いたずらに心配することはない。

　ここで言いたいことは、原材料中の食中毒原因菌が不完全な調理で残存して、不適切な保存をしていると残存した菌が急速に増殖し、食中毒の原因になりうる点である。したがって、多数作り置きする弁当屋やレストランなどでは問題となるのである。このような例は、もともと原材料に混入していた食中毒原因菌によるものなので"一次汚染菌"による食中毒といわれる。

少し遠回りして説明してしまったが、調理済みの食品が食中毒原因菌に新たに汚染される第二の可能性を考えてみよう。加熱調理することで安全な菌量にまで食中毒原因菌が除去されたとして、その食品が実際食中毒の原因食になることがあるのであるが、どうしてであろうか？ すでにここまで本書を読んでこられた読者には簡単な問題であろう。手指、包丁、まな板、フキンなどが汚染原材料の処理に関連した作業に伴って汚染を受け、これらを介して加熱処理済み食品が再汚染をうけてしまうのである。これが"二次汚染"による食中毒といわれるものである。

上に述べた豆腐、卵、刺身などの食中毒原因菌の一次汚染による食中毒は、かつてはわが国の食中毒の主要な原因であったが、一次原材料の食中毒汚染についての知識が普及してきた現在では、二次汚染による食中毒例が相対的に増えてきている。上述のようにこの二次汚染には種々の汚染ルートが考えられるので、対策が困難な場合が多い。食中毒の根絶には、この二次汚染対策が今後最も注意しなければならない点の一つであるといえよう。

Q6　海外旅行中の食中毒（旅行者下痢症）の予防法について教えて下さい。

A6　海外旅行熱は一向に下がらず、湾岸戦争やSARS（重症急性呼吸器症候群）流行時（2003年）の一時期を除いて、わが国の海外旅行者数は増加の一途で、現在では年間1,000万人を越えている。旅行可能な人が約1億人とすると1年間に単純計算で10人に1人の割合で、日本人は海外旅行していることになる。

さて、海外旅行とくに発展途上国に出かける場合、健康について不安をもたれる人も多いと考えられるが、実際には旅行の楽しみの方に気をとられ、旅行先の伝染性疾患についてはあまり関心がない人が多いようである。

筆者らは大阪を中心に海外渡航者健康管理協会（橋本博会長）という組織をつくり、海外渡航者への健康管理についての情報サービス活動をしたことが

Q6　海外旅行中の食中毒の予防法

ある。そのときの経験であるが、海外旅行中の健康管理について解説した「ヘルスパスポート」を旅行会社の店頭に配架してもらうべく依頼したところ、旅行会社は、このような本を旅行者に見せれば恐がって旅行に出かけてもらえなくなる、という理由で断られた経験がある。このような状況が続く限り、旅行者は自ら関心をもって勉強して"自衛"しなけらばならない。

　さて、旅行中の食中毒についてであるが、多くの場合、下痢を伴うので、"旅行者下痢症"と呼ばれることも多い。旅行中の下痢の一部は、環境の変化で自律神経異常・生理機能異常が生じ、いわゆる"生理的下痢"が起こることがある。この場合はできるだけ余裕のある旅行スケジュールを立て、過労にならないように努めること、発症すれば安静にし、簡単な対症薬を用いる程度で軽快することが多い。

　問題となるのは、食水系腸管感染原因菌で汚染された水や食品の摂取による、いわゆる感染性旅行者下痢症（あるいは食中毒）である。生理的な下痢か細菌性下痢かの区別は実際のところ素人にはむずかしい。あえて一応の目安を書けば、①発熱を伴う場合、②血便がある場合、③１日３回以上の水様性下痢の場合などは感染性下痢症と考えた方がよい。

　では、旅行者下痢症（旅行中の食中毒）はどのような点を注意すれば予防できるであろうか？　原則的なことをいえば簡単で、飲食に気をつければよいわけであるが、実際に旅行する場合これが意外にむずかしいのである。できるだけ加熱調理されたものを注文し、温かい（熱い）間に食べてしまうのがよい。しかし、盛付けに用いられた皿の洗浄はどのようになされたか？　ナイフやフォークはどうか？　この一見愚問にみえる疑問が実は重要である。なぜなら、これらの洗浄などに用いる発展途上国の水道水（ましてや井戸水や"川"の水）は、微生物学的にきわめて危険がいっぱいだからである。そのような水で洗われた皿などに、赤痢菌やコレラ菌、ポリオ（小児麻痺）ウイルス、Ａ型肝炎ウイルスなどが付着している危険が否定できないのである。このような事実を知っている専門家は、極端な話であるが、皿に直接接触している部分は食べ残す人がいるくらいである。

6章　食中毒予防のための10問10答

　生の魚介類は、日本のように流通経路全体が低温管理できている国は先進国を除いてほとんどないので、食べない方がよい。生野菜類も糞便汚染の可能性があったり、洗った"水"そのものが信用できないこともあり、これも避けた方が無難である。新鮮な植物繊維のほしい人は、発展途上国に多い果実で補うのがよい。それも、こぎれいに盛り付けられたものより、できれば丸ごとに近いものを自分で処理した方がよい。こぎれいにするためには、まな板を使ったり、手に触れる回数が多くなり、二次汚染の危険があるからである。

　「海外で生水を飲んではいけない」は、ほぼ常識化している。しかし、意外に知られていないのが、氷である。"水道水"でつくられた氷に注意が必要である。またジュースそのものも注意する必要がある。道端で売られている「生」ジュースの作り方を一度目にすると生ジュースは飲めなくなるに違いない。皮を取ったパイナップルが用意されているが、そこにはハエがいっぱいたかっているのである。これを絞ってジュースにし"氷"を入れて売られている。これを知って、ジュースを飲むには勇気がいる。また、観光地で子供らが売り歩いているジュースにも注意が必要である。彼らはジュースの空きびんを拾って来て、水道水でジュースの粉末を溶かしてビンに入れ、拾った冠で栓をして売っている場合があるからである。

　どうしても飲物がほしい場合は、ビールがよい。ビールが飲めない人は炭酸飲料（コカコーラは世界中にある）がよい。なぜなら、これらは自分ではつくれないし、ビンなどの容器に破損やインチキがあった場合は、"気"がぬけていることでわかるからである。ちなみに、ストローが付いてくるが、このストローの管理（ハエ、ゴキブリ、ネズミ対策）が悪い場合が多いので、使わない方がよい。

　しかし、外国人の利用する一流のレストラン・ホテルなどでは最近かなり衛生面での気配りができているので、こういう場所を利用する限りあまり神経質になることもないが、用心にこしたことはない。

　また、予め一流レストランの無いような目的地に出かけることがわかって

いる場合には、少々不格好でも水筒を用意するのがよい。ウエイターに頼めば、熱いお茶を入れてくれる。これも信用できないと思う人は、旅行用の湯沸かし器を持参するとよい。この際、電圧（100ボルトか200ボルトか）としばしば起こる停電対策も考えておく必要がある。

　また、海外旅行はついつい欲張った強行スケジュールをつくり、そのために体調を崩し、体全体の抵抗力が低下し、食中毒菌にとっては大敵である胃酸の分泌も抑制され、食中毒（旅行者下痢症）にかかりやすくなることも多い。過労に陥らないようにすることも、旅行中の食中毒予防の基本として重要である。また、利用できるワクチンはできるだけ利用することも勧められるが、過信しない方がよい。自分はコレラワクチンを受けているので何を食べてもよいと無警戒になり、かえって下痢になる頻度が高まる人が多いことを筆者は経験している。

　いずれにしても、日本ではまったく安全性について意識しないで飲食しているが、海外旅行中は、"考え"て賢く飲食すべきである。

Q7　同じ食事をしながら食中毒にかかる人と
　　　かからない人がいるのはどうしてですか？

　A7　食中毒の発生にかかわる要因は二つに分けて考えられる。一つは菌の側、もう一つは生体（ヒト）側の要因である。

　まず、菌の側の要因を考えてみよう。繰り返し述べてきたように、食中毒を起こすには一定数以上の菌量が必要である。これを、弁当の中の卵焼きによる食中毒を例にして考えてみる。

　第一に、同じ卵焼きであっても、手やまな板に触れた所が違うのは当然で、卵焼きで増える菌の出発時点から菌数が違うと考えられる。当然たくさんの菌が付いた卵焼きは、より多くの菌数になっている。

　第二に、同じ弁当を入手しても食べる時間が必ずしも同時とは限らないし、購入後の保管状況も異なってくる。当然、長く、暖かい所に置いた卵焼きで

は、より多くの菌が増殖しているので、食中毒をひき起こしやすくなる。

　第三に、弁当に卵焼きが入っていても食べない人がいるかもしれないし、隣の人の卵焼きをもらって2個（2倍の菌）を食べるかもしれない。

　このように、同じ弁当を食べても、原因となった食品の摂食量や菌量が異なるために、発症したりしなかったりすると考えられる。

　一方、生体側の要因はより個人差があり、複雑である。最も重要な点は、胃液中の酸度の問題である。食中毒原因菌にとってはpH1-3という非常に低いpHである胃酸はもっとも困難な関所である。このpHではよほど大量の菌が胃内に入らないと、大部分の菌は死滅してしまい、菌が無事胃を通過できず食中毒とはならないのである。このような理由から、食中毒原因菌が食中毒を起こすのに約100万個というような大量の菌が必要となるのである。

　ところで、胃内のpHは、年齢や体調によって変動する。また暴飲・暴食で胃が酷使されていたり、水やジュースの飲み過ぎで胃液が薄まったり、過労で胃液の分泌が抑制されていたりすると、胃内のpHの酸性度がおちる。ましてや、胃切除手術を受けたり、抗潰瘍剤（胃酸中和剤、胃酸分泌抑制剤）を服用している人たちは、胃液分泌が抑えられ、比較的少ない菌量でも食中毒となると考えられている。実際、ヒトボランティアでコレラ菌の経口感染実験をした成績によると、重ソウ（胃酸の中和剤）を投与すると感染に要する菌量が約1/100に減少することがわかっている。また、日本で最近コレラで死亡した例は、いずれも胃切除を受けた患者であった。

　この胃酸によるバリアーは菌にとってきわめて重要な因子であるが、これ以外で食中毒にかかわる生体側の要因としては、免疫の有無がある。近年の日本人は衛生的な環境で生活し、食中毒原因菌の汚染の経験も少なく、これらの菌に対する免疫をもっていない人が多い。海外旅行すると、現地の人たちは平気で食べている物でも、日本人が食べるとたちまち下痢などの食中毒症状にみまわれるのは、この免疫の有無が関与しているものと思われる。発展途上国の人たちは、繰り返し食中毒原因菌にさらされ、病気にかかることで自然に免疫が強化されていると考えられる。極端にいうと免疫獲得にいた

らなかった場合は生存できず、現在生存している人たちは免疫力をもっていると考えられるのである。

以上述べてきたように、食中毒は、菌や食品といった外的要因と人体側の要因の力関係の結果として発症するのである。このことが同じ食事をしても食中毒になる人とならない人がでる理由である。

Q8 電子レンジにかけると菌は死にますか？また、凍結すればどうでしょうか？

A8 電子レンジは現在ではほとんどの家庭に普及し、単に加熱器としてのみならず、最近では欠くことのできない調理器となっている。電子レンジは高周波数の電磁波（電波の1つ）を出して食品中の水分子を運動させることにより発熱させる機器である。電磁波の微生物への直接作用については十分な情報がないので、電磁波の直接効果を期待しないで、電子レンジの効果は熱による抗微生物効果と考える方が安全な考え方であろう。

このことを考えると、電子レンジの食中毒予防効果には、次のような点に配慮する必要があろう。

1) 芽胞形成性食中毒原因菌（ボツリヌス菌、セレウス菌、ウエルシュ菌）の場合、100℃まで温度が上がっても（水分がある限りふつう100℃以上にはならない）、芽胞は生存したまま残っている。したがって、電子レンジ処理後の食品の保管が不適切である場合は、残存した芽胞が発芽して増殖し食中毒の原因となる可能性があるわけである。

2) ブドウ球菌エンテロトキシンのような耐熱性の毒素やある種の貝毒は、電子レンジ加熱でも失活しないで毒活性が残存する可能性がある。食中毒が危ないかもしれないと思った食品を、念のため電子レンジで再加熱して食べることは家庭ではよくみかける風景である。しかし、この処理で確かに食中毒原因菌の多くは死滅するが、もしブドウ球菌があらかじめ増殖しており毒素を食品の中で産生しておれば、菌は死ん

でも毒素は残ることになり、毒素型の食中毒が起こりうるのである。このことは案外まだ正しく知られていないようなので、注意が必要である。「食べる直前に加熱すればすべての食中毒は予防できる」という知識は間違いである。

次に冷凍の問題であるが、これはすでに冷蔵庫の項で述べたので、要点を述べるに留める。この冷凍保存法は食品のみならず、実は微生物の保存法としても使われているのである。したがって、食品が食中毒原因菌で汚染されている場合は、食品のみならず微生物も冷凍により保存されているということになるわけである。ただし、一部の菌は凍結に弱く菌数が凍結によって減少する可能性もあるが、この場合も減少するだけで、一部の菌は生存すると考えた方がよい。したがって、凍結法は殺菌法ではないことを銘記すべきであろう。最近、コレラ菌などの凍結に弱い菌はエビなどの食品と一緒の方が凍結によって死滅する率が低くなる（死滅から保護される）という話もあり、凍結では菌は死なないと考えて対処するべきであろう。

Q9　食中毒で死ぬ例はありますか？
　　　──ビブリオ・バルニフィクスとリステリアにも注意！

A9　食中毒の原因には、自然毒、化学毒そして微生物性食中毒があり、このうち患者数からいうと細菌性食中毒が事件数で7割、患者数で5割以上を占めるが、死者数からいうと、自然毒が最も多く約85％を占める。この原因の多くは、残念ながら毎年繰り返されるフグ中毒である。この中毒はテトロドトキシンによる神経-筋（接合部）麻痺が特徴であり、消化器症状は出現しないことが多い。したがって、診断上フグの摂食の有無が重要な情報となるので、必ず医師に告げる必要がある。なお、毒キノコなど植物性の食中毒でも死亡者が相変わらず出ているので注意したい。自己流の知識で食用・毒草を判断してはならない。

化学毒による食中毒による死亡は戦後の混乱期には多かったが、衛生管理

Q9 食中毒で死ぬ例はありますか？

が普及した近年ではきわめて少なくなっている。しかし、近年は大量生産、大量消費の時代である。たとえば、昭和30年（1955）の「ヒ素入りドライミルク事件」のように、いったん間違えば患者数約12,500人、死者125人などという大事件になる可能性があるので、監視をゆるめてはならない。

ところで、最も発生患者数の多い細菌性食中毒であるが、昭和36年（1961）から昭和55年（1980）の20年間に細菌性食中毒で死亡した総数は232名で、年間約11名に及ぶ。幸い近年は年間3-5名の死亡例にとどまっている。

死亡につながる可能性のある食中毒原因菌は、ボツリヌス菌、ビブリオ・バルニフィクス、リステリア、腸炎ビブリオ、サルモネラ、大腸菌（特に腸管出血性大腸菌）などである。これらのうち、ボツリヌス菌によるボツリヌス中毒は数こそ少ないが、致死率は30-60％と高く、最も危険な細菌性食中毒といえる。このボツリヌス中毒の場合は消化器症状（下痢、腹痛など）を欠き、神経麻痺症状である複視や舌のもつれなどで発症するので、他の疾患と誤診され、治療が後手にまわることが多いので注意したい。

なお、腸炎ビブリオやサルモネラによる食中毒では、下痢、腹痛、嘔吐などの消化器症状が前面に出るので、素人にも食中毒とわかることが多い。そのためにかえって、たかが"食あたり"と安易に考え、しばらくがまんすればおさまるだろうと考える人が多いが、時には死亡することもあるので、やはり適切な医療機関を受診すべきであろう。

ビブリオ・バルニフィクス（*Vibrio vulnificus*）やリステリア感染症（食中毒）はまだわが国ではあまり報告が無いが、欧米では死亡率の高い食中毒（感染症）として報告されているので注意しなければならない。本文中には触れなかったので、以下に簡単に解説しておく。

(1) *Vibrio vulnificus*（ビブリオ・バルニフィクス）

コレラ菌や腸炎ビブリオと同じビブリオ属の菌で、海水中に生息する。肝硬変など重篤な基礎疾患を持つ人に原発性（感染ルートがはっきりしない；おそらく経口摂取）の敗血症の原因となったり、傷口から入り創傷感染を引き起こす。敗血症の場合、軟部組織（皮膚や筋肉）病変（壊死）を伴うことが多い。

病気の進行が早いので、抗菌剤（ニューキノロンなど）を早期に大量投与する。致死率は50％程度と報告されている。

(2) リステリア菌

もう1つ、本書でここまでほとんど触れていないリステリア菌による食中毒も致死率15-30％と高いので、ここで解説しておく。

リステリアは死亡率の高い食中毒原因菌で、欧米では報告例も多いが、我が国では稀である。しかし、我が国の食習慣の欧米化によって今後注意すべき食中毒の1つである。

まず昭和60年6月15日付の読売新聞の記事を紹介する。「市販のチーズ汚染、28人死亡、ロス中心に」の見出しではじまり、その内容は、「ロサンゼルスを中心に市販されているチーズ汚染で、87人が発病、うち28人が死亡。ロス郡伝染病管理当局の話では、原因チーズはアーテシア市の工場で造られたジャリスコチーズで、リステリア菌汚染が確認された。死亡者の多くは、新生児、または抵抗力の弱った病人など」と言うもので、死亡率は32％と高い。

リステリア菌の学名は、リステリア・モノサイトゲネス（*Listeria monocytogenes*）で、グラム染色陽性の短桿菌である。この菌は、ヒツジ、ウシ、ブタなどの動物が保菌、時にヒトが自然感染する人畜共通感染症の1つである。したがって本菌の食中毒の原因食品としては、食肉やチーズなど動物に由来するものが多い。我が国で市販されている様々な肉に本菌の汚染が指摘されているほか、広く環境中からも分離され、魚介類の生食も感染源となりえる。これらの経口感染の他、母児感染（垂直感染）もありえる。本菌は、エルシニア・エンテロコリチカと共に5-10℃の低温下でも増殖しうる点に注意が必要で、冷蔵保存を過信してはならない。本菌は、標的臓器の細胞内に侵入して病気を起こす（リステリア症）。髄膜炎、敗血症などをおこし、死亡させる（死亡率は15-30％と高い）。新生児や老人のほか、妊婦や免疫機能が低下している者が感染しやすい。

Q10 食中毒にかかった場合、とりあえずどうすればよいでしょうか？

A10 これまでに述べてきたように、食中毒症状は、①下痢、腹痛、嘔吐などの消化器症状を呈するもの、②消化器以外の症状、とくに神経麻痺症状などを呈するもの、の二つに大別される。最も頻度が高いものは①タイプであるが、致死率が高いという点からは②も重要になってくる。

まず、②の方を考えてみよう。代表的なものは、自然毒食中毒のフグ中毒と細菌性中毒であるボツリヌス中毒である。このうち、フグ中毒は本人自身がフグを食べたことを知っているので、食後30分から数時間以内に口唇や舌の知覚鈍麻や上下肢の運動麻痺状況が出現すれば直ちに医療機関を受診しなければならない。口の奥に手を突っ込み自分で嘔吐することができるようなら、できるだけ吐くのがよい。これは胃に残存するテトロドトキシンの吸収を阻止するという点から、早期対策として試みる価値がある。

一方、ボツリヌス中毒の場合は、原因食品が多様であるので素人が食中毒を思いつくことは困難であろう。しかし、ボツリヌス菌は嫌気性菌であり、「いずし」や「きりこみ」などの発酵食品やビン詰、真空パック食品などが原因食品となりやすいことは記憶しておくべきであろう。そして、急に物が二重に見えだしたり、発声障害などが出れば、やはり直ちに医療機関を受診しなければならない。そして、「ボツリヌス中毒の可能性はないでしょうか」と尋ねてみるのもよい。なぜなら筆者も医師の一人として正直に言って、医師のほとんどはボツリヌス患者を見たことがなく、頭からこの病名が消えている可能性が高いからである。なお、ボツリヌス中毒の診断は、臨床症状と共に残した食品や吐物からの毒素の検出によるので、本症検査のためにこれらを持参するか保存しておくとよい。

さて、最も頻度の高い、下痢や腹痛、嘔吐を訴える消化器症状を伴う食中毒の場合であるが、このときは素人でも「食中毒かも知れない」と気付くことが多い。この場合も、もちろん医療機関を受診すべきであることは、ボツ

リヌス中毒やフグ中毒の場合と同じである。受診前に同じ食事をした人たちに同様の症状がないかを尋ねるのもよい。もし複数で同じ症状がでておれば食中毒である可能性が高い。ただし、同じ症状が出ていないからといって食中毒でないとはいえない。なぜなら、すでに述べたように人により食中毒原因菌に対する感受性が違うからである。

　また、発症してもその直前の食事が原因となったとは限らない点も注意しなければならない。それは摂食から発症までの潜伏期が原因菌によって異なるからである。たとえば、ブドウ球菌の場合は3時間くらい前の食事があやしいが、他の多くの菌は10-20時間前の食事が原因となっている可能性が高く、直前ではなくさらにその前の食事を一緒に食べた人に同様の食中毒症状が出ているかが問題となるケースも考えられる。また、カンピロバクターやEHECなどが原因の場合は、とくに潜伏期が2-4日と長いため、どの食事が原因であったかの特定は専門家でも困難な例が多い。

　繰り返しになるが、食中毒の多くはとくに治療しなくても自然の経過で治るのであるが、時に死亡する例もあり、受診して専門家の判断をあおぐのが安全である。下痢や嘔吐は体の防御反応の一つで、これを無理に止めるような薬を素人判断で使用するのは危険であるので、とくに注意したい。

　食中毒時に注意しなければならない合併症に、脱水症と誤嚥がある。いずれも小児や老人の場合に起こりやすい。まず、脱水症であるが、激しい下痢が繰り返されると体の水分が足りなくなり脱水症を起こし、死にいたる例もある。たとえば、コレラによる死亡の多くはこの脱水症によるものである。わが国では下痢をしているときは、下痢を止めるために、口から水分をいれるのを制限する人が多い。ところが、これはかえって脱水症をひき起こしやすく危険なことが最近わかってきた。そして下痢の場合は、むしろ少なくとも下痢に見合う量の水分を経口的に補給する方が予後がよいことが実証されている。ただし、水そのものでなく、下痢として出てゆく"水"のほかに"電解質"を補うことも必要で、塩を少し入れた「おもゆ」や最近流行中のスポーツドリンクなどを飲み、水分を補給するのがよい。

Q10 食中毒にかかったらどうすればよいか

　また、食中毒でしばしば嘔吐が出現するが、これを誤嚥して窒息死したり、肺炎の原因となることがあるので、誤嚥の予防も重要である。時に乳幼児や老人では、自分で嘔吐の体位がとれずに誤嚥する危険が高いので、横向きに寝かせるなど吐きやすいように介助する必要がある。

　なお、医療機関を受診する際に、疑わしい食品が残っておれば持参し、検査してもらうことも大切である。また、吐物や下痢便も、肉眼的観察や微生物検査などの大切な検体となるので、ビニール袋などに入れて受診するのもよい。

付表　感染症法（2011年2月改正）の対象疾患とその分類

1類感染症	エボラ出血熱*、クリミア・コンゴ出血熱*、痘瘡*、南米出血熱*、ペスト、マールブルグ病*、ラッサ熱*
2類感染症	急性灰白髄炎*、結核、ジフテリア*、重症急性呼吸器症候群（病原体がコロナウイルス属SARSコロナウイルスであるものに限る）*、鳥インフルエンザ（H5N1）
3類感染症	コレラ、細菌性赤痢、腸管出血性大腸菌感染症*、腸チフス、パラチフス
4類感染症	E型肝炎、A型肝炎*、ウエストナイル熱（ウエストナイル脳炎を含む）*、エキノコックス症*、黄熱、オウム病*、回帰熱*、Q熱*、狂犬病*、鳥インフルエンザ（H5N1以外）*、コクシジオイデス症*、サル痘、腎症候性出血熱*、炭疽、つつが虫病*、デング熱*、ニパウイルス感染症*、日本紅斑熱*、日本脳炎*、発疹チフス*、ハンタウイルス肺症候群*、Bウイルス病*、ブルセラ症*、ボツリヌス症*、マラリア、野兎病*、ライム病*、リッサウイルス感染症*、レジオネラ症*、レプトスピラ症*、オムスク出血熱、キャサヌル森林熱、西部馬脳炎、東部馬脳炎、ダニ媒介性脳炎、鼻疽、ベネズエラ馬脳炎、ヘンドラウイルス感染症、リフトバレー熱、類鼻疽、ロッキー山紅斑熱、チクングニア熱**
5類感染症	〈全数把握疾患〉（診断から7日以内に届け出） アメーバ赤痢*、ウイルス性肝炎（E型肝炎およびA型肝炎を除く）、急性脳炎（ウエストナイル脳炎、西部馬脳炎、ダニ媒介性脳炎、東部馬脳炎、日本脳炎、ベネズエラ馬脳炎およびリフトバレー熱を除く）*、クリプトスポリジウム症、クロイツフェルト・ヤコブ病*、劇症型溶血性レンサ球菌感染症*、後天性免疫不全症候群*、ジアルジア症、髄膜炎菌性髄膜炎、先天性風疹症候群*、梅毒、破傷風*、バンコマイシン耐性腸球菌感染症*、薬剤耐性アシネトバクター感染症** 〈定点把握疾患〉 インフルエンザ定点［週単位で報告］：インフルエンザ（鳥インフルエンザ・新型インフルエンザ等感染症を除く）* 小児科定点［週単位で報告］：RSウイルス感染症、咽頭結膜熱*、A群溶血性レンサ球菌感染症*、感染性胃腸炎*、水痘、手足口病*、伝染性紅斑、突発性発疹、百日ぜき*、風疹、ヘルパンギーナ*、麻疹（成人麻疹を除く）*、流行性耳下腺炎* 眼科定点［週単位で報告］：急性出血性結膜炎*、流行性角結膜炎* 性感染症定点［週単位で報告］：性器クラミジア感染症、性器ヘルペスウイルス感染症、尖圭コンジローマ、淋菌感染症 基幹定点： 　［週単位で報告］：クラミジア肺炎（オウム病を除く）、細菌性髄膜炎*（髄膜炎菌性髄膜炎は除く）、マイコプラズマ肺炎、成人麻疹*、無菌性髄膜炎* 　［月単位で報告］：ペニシリン耐性肺炎球菌感染症、メチシリン耐性黄色ブドウ球菌感染症、薬剤耐性緑膿菌感染症
新型インフルエンザ等感染症	新型インフルエンザ 再興型インフルエンザ
指定感染症	1類〜3類以外の既知の感染症で、1類〜3類に準じた対応が必要なもの。1年間に限定して厚生労働省が指定。
新感染症	病原体が明らかになっていない危険性がきわめて高い感染症。1類と同様の取り扱い。

*は病原体がサーベイランスの対象となる疾患。1類〜4類感染症は診断後ただちに届け出をしなければならない。
**は平成23年2月1日の改正で追加。

参考文献

三輪谷俊夫 監修、本田武司、竹田美文 編、『食中毒の正しい知識』、菜根出版（1991）
坂崎利一 編、『食水系感染症と細菌性食中毒』、中央法規出版（1991）
飯田広夫 編、『食中毒の臨床』〈最新医学文庫53〉、新興医学出版社（1987）
斉藤　誠、中谷林太郎、松原義雄 編、『日本の感染性腸炎』、菜根出版（1986）
厚生省大臣官房統計情報部 編、『食中毒統計〈平成3年〉』、㈶厚生統計協会（1991）
厚生の指標（臨時増刊）、『国民衛生の動向〈1993年版〉』、㈶厚生統計協会（1993）
全国税関労働組合・税関行政研究会 編、『イラスト版輸入食品のすべて』、合同出版（1991）
坂本　茂 著、『輸入食品〈かもがわブックレット42〉』、かもがわ出版（1991）
浦野紘平 著、『みんなの地球——環境問題がよくわかる本——』、オーム社（1992）
NHK取材班、『NHK地球汚染』取材記1および2、日本放送出版協会（1989）
内藤裕史 著、『中毒百科——事例・病態・治療——』、南江堂（1991）
本田武司 著、『病気と細菌毒素』、化学同人（1994）
本田武司 著、『食中毒の科学』、裳華房（2000）
渡邉治雄 編、『食中毒予防必携（第2版）』、日本食品衛生協会（2007）
本田武司 編、『イラスト感染症・微生物学』、羊土社（2011）

索　引

A-Z

A 型肝炎 96
　── ウイルス 151
Clostridium perfringens **13**
DIC（disseminated intravascular coagulation） 65, 80
EAggEC（Enteroaggregative *Escherichia coli*） 12, 21, 61
　→　腸管凝集付着性大腸菌
EHEC（Enterohaemorrhagic *Escherichia coli*） 12, 21, **61**, **62**, 142
　→　腸管出血性大腸菌
EIEC（Enteroinvasive *Escherichia coli*） 21, 61
　→　腸管侵入性大腸菌
EPEC（Enteropathogenic *Escherichia coli*） 12, 21, 61
　→　腸管病原性大腸菌
ETEC（Enterotoxigenic *Escherichia coli*） 12, 21, 61, **67**, **93**
　→　（腸管）毒素原性大腸菌
food-borne intoxocation 22
food-poisoning［食中毒をも見よ］ 22
food/water-borne infection **4**, 22
IgA（immunoglobulin A） 86
HUS（Hemolytic uremic syndrome） 61, 63, 66, 119
LT（Heat-labile enterotoxin） 61, 69
MRSA（methicilin-resistant *Staphylococcus aureus*） 39, 147
O139ベンガル型コレラ **60**
Plesiomonas shigelloides 21, 72
Salmonera Typhi **44**, 114
Salmonera Paratyphi-A 114
Salmonella Pathogenicity Island（SPI） 116
ST 59, 61, 69
TTSS（3型分泌装置） 55, 91, 115
Vibrio cholerae O1 57, **109**
Vibrio mimicus 21, 56
VTEC（Enterohaemorrhagic *Escherichia coli*） **61**, **62**, 142
　→　腸管出血性大腸菌

あ行

アデニル酸シクラーゼ 61, **70**, 93, **110**
アニサキス **98**
胃酸 55, 111, 115, **154**
易熱性エンテロトキシン→　LT 61, 69
ウエルシュ菌 **13**, 35, 141, 155
疫痢 65, 119
エフェクター 13, 55, 115
エルシニア 6, 21, 143
エルシニア・エンテロコリチカ 70, 158
エロモナス 21, 125, 140
エロモナス・ソブリア 125
エロモナス・ヒドロフィラ 125
エンテロトキシン 40, 45, **89**, 92, **110**
黄熱病 128
オカダ酸 18, **31**, 78

か行

潰瘍 91, 118
貝毒 18, **31**, 77, 155
　下痢性── 18, **31**, 78
　麻痺性── 18, **31**, 78
化学毒 8, 22, **75**, 156
　──中毒 81, 133
化学物質 5, **20**, 75

索　引

神奈川現象	**54**
顎口吸虫症	99
芽胞	**13**, 35, **141**, 155
感染侵入型	6, 12, **87**, **90**, 118
感染性胃腸炎	20
感染毒素型	6, 12, 87, 92
カンピロバクター	12, 82, 141, 160
——・コリー	6, 21, 87
——・ジェジュニ	6, **13**, 21, 87
寄生虫	95, 97, **98**
キノコ中毒	**18**, 79
グアニル酸シクラーゼ	61, **70**, 93
クサウラベニタケ	19, 79, 80
経口補液	112
下痢	4, **10**, 31, 54, 95, 103, 124, 150
下痢原性大腸菌	21, 61, 62, 68
下痢性貝毒	18, 31, 78
血便	**11**, 65, 97
検疫	52, **127**
——伝染病	**127**
嫌気性菌	17, 32, 35, 67, **145**
検食	**10**, 58
原虫	5, 95, **97**, 117
好塩菌	82, **140**
抗血清療法	**17**
抗毒素血清	**37**
ゴニオトキシン	**31**, 78
コレラ	57, 103, 107, 111, 151, 160
稲葉型	109, **110**
小川型	109, **110**
彦島型	109, **110**
パンデミー	104, 108
エルトール型——	107, **108**
——菌 *Vibrio cholerae* O1	57, 109
——毒素	59, 65, 69, **110**
アジア型——	107
新型——	**60**, 110
混合感染	126

さ行

細菌性食中毒	7, **11**, **20**, 81, **87**, 156
細胞破壊毒	92
サキシトキシン	18, 78
サルモネラ	13, **44**, 124, **141**, 149
——・エンテリティディス	45, 92
——症	13, **44**, **114**
——食中毒	**44**, **48**, 50
——属菌	82, **90**, 114, **149**
志賀毒素［赤痢をも見よ］	**65**, 93, 119
刺口吸虫症	99
自然毒	6, 17, 25, **77**, **156**
——食中毒	25, 77
消化器外症状	10
散発事例	5, 106
常在細菌叢	87
食水媒介性腸管感染症	101, 122
食中毒［food-poisoning をも見よ］	**4**
——原因菌	11, 72, **85**, 101, 122
食品衛生法	5, **8**, 20, 96, 131, 145
食品媒介性中毒	
food-borne intoxication	22
食(品)・水媒介性感染症	
food/water-borne infection	22
植物性自然毒	6, **18**, 79
神経毒	**28**, **34**, **88**, 92, 119
心臓毒	13
人畜共通感染症	98, 158
髄膜炎	13, 50, 158
スルガトキシン	31
青酸ソーダ	76
生体外毒素型	12, 21, 87
生体内毒素型	12, 21, 87
石油	76
赤痢	22, 64
——アメーバ	97, **117**
——菌	21, 64, **90**, 97, 117
セレウス菌	35, **90**, 141, 155
ぜん動運動	**86**
線毛	**71**, 72, 111
旋毛虫症	99
創傷性ボツリヌス症	38

た行

大腸菌	61, **67**, **136**, 140
——O157：H7	61, 62
腸管凝集付着性——	12, 21, 61
腸管出血性——	**61**, **62**, **142**
腸管侵入性——	12, 21, 61
腸管病原性——	12, 21, 61
（腸管）毒素原性——	**67**, 92
耐熱性エンテロトキシン→ ST	
	69, **70**, 93
耐熱性溶血毒	13, **54**, 92
脱水症	112, **160**
炭疽	9
タンパク質合成阻害毒	92
チフス菌	**44**, 114
チフス症	**44**, 113
腸炎ビブリオ	51, 82, 92, 125, 157
腸チフス	22, **113**
——菌 *Salmonella* typhi	**114**
ツキヨタケ	19, **79**
定着因子	54, **71**, 92, 111
テトロドトキシン	17, **26**, 78, 156, 159
天然痘	129
冬季下痢症	95
動物性自然毒	6, **17**, **26**, 78
毒キノコ	8, **18**, **79**, 156
毒素	28, 54, 59, 65, 110, 149, 155, 159
毒素型	14, 87, 156
——食中毒	34, **88**
毒素性ショック症候群	38
ドクツルタケ	79, 81
トリカブト	80

な行

内因性感染	68
ナグビブリオ *Vibrio cholerae* non-O1	
	56, **60**, 103, 109
乳児ボツリヌス症	37
ノロウイルス	7, 20, **96**

は行

敗血症	38, 50, 60, 103, 157
パラチフス	113
パラチフスA菌 *Salmonella* Paratyphi-A	
	114
パラチフス菌	113, 114
ビブリオ・バルニフィカス	21, **157**
ビブリオ・フルビアーリス	21, 87, 125
ビブリオ・ミミカス *Vibrio mimicus*	
	21, 93, 103
病後保菌者	45, 117
フグ	17, **26**, 156, 159
——毒	17, **26**, 78
——中毒	17, **26**, 77, 159
フッド（食品）・ポイゾニング（毒化）	
food-poisoning［食中毒をも見よ］	22
ブドウ球菌	6, 14, **38**, 82, 89, 140, 147, 155
——エンテロトキシン	42, **89**, 155
黄色——	38, 82, 90, 140, **147**
プランクトン	18, 30, 77
プレシオモナス	126, 140
プレシオモナス・シゲロイデス	
Plesiomonas shigelloides	**72**, 124
ペスト	127
ベロ毒素	**64**, 70, 92, 119
防御機構	**85**, 92
法定伝染病	5, 22, 101, 126
ボツリヌス	16
——菌	32, 141, 155, 157, 159
——食中毒	16, **32**, 35, **37**
——毒素	16, 32, **88**, 92, 145
ポリオ	96
——ウイルス	151

ま行

麻痺性貝毒	**18**, 31, 78
メチシリン耐性黄色ブドウ球菌	39, 147
→ MRSA	
メタノール	76

や行

輸入感染症	118, 124, **127**
輸入食品	3, 122, 128
溶血性尿毒症症候群	63, 66, **119**
→ HUS	

ら行

ランブル鞭毛虫	97, **98**
リステリア	21, **158**
旅行者下痢症	67, 72, 74, **124**, **150**
ロタウイルス	20, 95, 96, 148

本田武司（ほんだ　たけし）

1945 年　奈良県榛原町に生まれる
1970 年　大阪大学医学部卒業
1973 年　大阪大学微生物病研究所助手
1978 年　米国テキサス大学留学
1991 年　大阪大学微生物病研究所教授
2001 年　同研究所長（2 年間）
2009 年　定年退職
現在、一般財団法人　大阪大学微生物病研究会技術顧問（非常勤）
　　　医学博士、細菌感染症学
著　書　『菌株取り扱いガイド』（日水製薬ライブラリー、1990 年）、『食中毒の正しい知識』（三輪谷俊夫 監修、共著、菜根出版、1991 年）、『病気と細菌毒素』（化学同人、1994 年）、『食中毒の科学』（裳華房、2000 年）、『病原菌はヒトより勤勉で賢い』（三五館、2000 年）、『イラスト感染症・微生物学』（羊土社、2011 年）、他（特記ないものは単著または編）

改訂版　食中毒学入門
予防のための正しい知識

2012 年 7 月 24 日　初版第 1 刷発行　　　　　　［検印廃止］

　　　著　者　本田武司
　　　発行所　大阪大学出版会
　　　　　　　代表者　三成賢次

〒565-0871　吹田市山田丘2-7
　　　　　　　大阪大学ウエストフロント
　　　電話：06-6877-1614
　　　FAX：06-6877-1617
　　　URL：http://www.osaka-up.or.jp

印刷・製本所　㈱遊文舎

ⓒTakeshi Honda 2012　　　　　　　　　Printed in Japan
ISBN978-4-87259-411-9 C1047

Ⓡ〈日本複製権センター委託出版物〉
本書を無断で複写複製（コピー）することは、著作権法上の例外を除き、禁じられています。本書をコピーされる場合は、事前に日本複製権センター（JRRC）の許諾を受けてください。
　JRRC〈http://www.jrrc.or.jp　eメール：info@jrrc.or.jp　電話：03-3401-2382〉